Pascale Karlin

Das fragile Gleichgewicht zwischen Sein und Nichtsein

Eine Innensicht des Autismus

Pascale Karlin

Das fragile Gleichgewicht zwischen Sein und Nichtsein

Eine Innensicht des Autismus

INFO3 VERLAG

Pascale Karlin:
Das fragile Gleichgewicht zwischen Sein und Nichtsein

ISBN 978-3-95779-129-0

Erste Auflage 2020
Zweite Auflage 2023

Lektorat: Jens Heisterkamp und Silke Kirch, Frankfurt am Main
Typographie und Satz: de·te·pe, Ulrich Schmid, Aalen
Umschlag: Frank Schubert, Frankfurt am Main,
unter Verwendung eines Entwurfs von Noël Karlin
Druck: booksfactory.de, Szczecin (Polen)

Inhalt

Gewidmet den Weggefährten

Vorwort von Nelli Riesen

Ich sage „JA". Und das sage ich oft. Dummerweise ist dies aber das einzige Wort, das ich klar ausdrücken kann. Zudem ist mein „JA" für meine Mitmenschen oft verwirrend weil es zustimmend, genauso gut aber auch ablehnend sein oder sonst irgendetwas bedeuten kann. Jedenfalls kommt es laut und bestimmt aus meiner Kehle. Sonst sind meine unartikulierten, immer sehr kräftigen Töne eher ein Schreck für die Umgebung. Es kam schon vor, dass eine Basler Tram voller Menschen erschrocken ist, als ich beim Einsteigen dieses eine Wort, begleitet von einem typischen Eselslaut, von mir gab. Einige sind vor Schreck aufgesprungen.

Mein Stimmvolumen hätte mir auch eine Karriere als Operndiva ermöglicht. Zwar nur für sehr moderne Kompositionen, denn ob ich will oder nicht, meine Intonation liegt stets einen Halbton daneben. Dabei liebe ich Musik über alles. *Oper für eine Turteltaube, einen Esel und einen Ochsen* würde als Titel meinem Lautiervermögen am ehesten entsprechen. – Keine Chance, dass jemand mich so verstehen kann, selbst die Bremer Stadtmusikanten hätte ich in die Flucht geschlagen.

Übrigens neige ich dazu, mir kräftig an die Stirne oder sonst wo an den Kopf zu schlagen. Sei es aus Begeisterung oder aus Verzweiflung

Ich verstehe mich selbst nicht immer. Einzig eines ist mir klar – mein Körper macht oft etwas ganz anderes als mein

Geist es bestellt hat. Und zwischen Geist und Körper eingebunden, kommt meine Seele zwischen die Räder und quietscht: Meine Gefühle machen Lärm und den habe ich nicht im Griff.

Ich bin seit meiner Geburt (vor 53 Jahren) auf Begleitung angewiesen. Ab der ersten Stunde im Heim aufwachsen, heißt, viele Begleitpersonen erlebt zu haben. Nicht ganz einfach, wenn man seinen Willen nicht verständlich ausdrücken kann. Zum Glück fand ich meinen Begleiter/Weggefährten, mit dem mich mein Schicksal seit meinem achten Geburtstag zunehmend verbunden hat. Von ihm fühle ich mich ernst genommen und verstanden, denn er urteilt nie, erschrickt nie und lässt sich durch keine Verrücktheiten aus der Ruhe bringen oder gar in die Flucht schlagen.

Heute kann ich mich dank Gestützter Kommunikation (Facilitated Communication, abgekürzt FC) verständlich und einigermaßen klar ausdrücken.

Bis zu meinem 37. Lebensjahr war ich zwar nicht stumm, aber all meine Äußerungen waren völlig unverständlich, besonders weil ich weder Mimik noch Gestik nutzen kann. Auch hier macht mein Körper Unsinn: Wenn ich für ein Foto lächeln soll, verziehen die Muskeln mein Gesicht zu einer Grimasse, beim Zahnarzt beiße ich die Zähne zusammen, obgleich ich doch genau weiß, dass ich den Mund öffnen sollte.

Ich bin ein widerspenstiges Geschöpf in einer doch so gerne geordneten Welt. Meine schier zwanghafte Ordnung, alles an den Rand, an die Wand zu stellen, treibt meine Mitmenschen oft die Wände hoch.

Naja, es ist aber auch zu erwähnen, die chronisch Normalen, oft mehrfach-chronisch Normalen oder Neurotypischen machen das genauso mit mir: Es ist schon ein echtes Problem, gut gemeinte, liebevoll verschnörkelte Ausdrucksweisen zu verstehen. Diese können sich je nach Tagesform des Sprechenden verändern, zum Teil „mit einem Gesicht bis an den Bauch" (Rudolf Steiner). Humor- und lustlos mir vorgetragen, ist kaum zu erahnen, was der tiefere Sinn ihrer Geräusche sein könnte. Wiederholungen bringen auch fremdsprachigen Menschen kein größeres Verständnis.

Durch das Fehlen der Sprache hatte ich in den ersten 37 Jahren auch keine wirklichen Begriffe. Mein Denken war eher wie ein Nebel, ein vorbeiziehender Duft oder wie eine feine, von fernher klingende Musik. Es gibt östliche Mönche, die gehen, um ihre innere Entwicklung zu fördern, in die Jahre der Stille. Sie gebrauchen die Sprache bewusst nicht mehr. Bei mir war das umgekehrt. Ohne die Sprache, die sich ja nach außen wendet, verband ich mich mit dem Innern. Ich entdeckte, dass ich Gedanken und Gefühle anderer Menschen wahrnehmen konnte. Die geistige Welt war mir näher als die physisch irdische. Das war mein Glück, denn das ermöglichte mir die Bildung, trotz des Umstands, dass ich in der Schule nicht zu gebrauchen war. Ich störte den Unterricht, vor allem die Lehrperson. Aber an Vorträgen, beim Lesen von Büchern und bei Gesprächen war ich innerlich dabei. Physisch nicht im selben Raum zu sein war nie ein Problem. Leider hat diese Fähigkeit, die sich mit dem schriftlichen Spracherwerb etwas zurückgezogen hat, auch problematische Seiten: Ich erlebe meine Mitmenschen in oft sehr verstörender Art. Ich höre, was sie sagen, sehe, wie sie sich geben, und ich erlebe gleichzeitig, wie sie innerlich sind. Ein zuweilen völlig inkongruentes Bild, das mich zu sogenannten Ausrastern bringt: Schlagen, Zerstören und Schreien.

Es ist normal, dass wir nicht immer gleich drauf sind. Wer kennt nicht Tage, an denen wir nicht alles so zustande bringen, wie wir das möchten. Das ist kein Problem. Für mich aber ist es ein schwerwiegendes Problem, mir etwas vormachen zu wollen. Nicht zu sich und der eigenen Eingeschränktheit zu stehen, bringt mich völlig aus dem fragilen Gleichgewicht. Das kommt zuweilen mit dem unsorgfältigen Gebrauch unserer Sprache zustande:

Wir wollen Mittagessen kochen. Die Mitarbeiterin sagt: „Magst du im Keller Kartoffeln holen?“ Das mag höflich und nett gemeint sein, ist aber eine furchtbare Verzerrung der Wirklichkeit. Ohne die Kartoffeln gibt es kein Mittagessen, nicht das geplante Menu. Auf eine solche Frage gibt es nur eins: Sag Nein! (Borchert). Verwirrende Aussagen und sinnloses Gerede wären zu vermeiden, wenn eine klare, auffordernde Bitte ausgesprochen würde: „Hol bitte die Kartoffeln aus dem Keller!“

Mitarbeiter sollen fachlich gut ausgebildet sein. Sie sollen wissen, was die Hintergründe von einzelnen Beeinträchtigungen sind. Das ist eine wichtige Voraussetzung für die Begleitung von Menschen mit Unterstützungsbedarf. Dazu leisten die Ausbildungsstätten einen großen Beitrag.

Das Wissen reicht aber nicht, so wenig mein Wissen genügt, dass ich für eine vernünftige Zahnbehandlung den Mund aufmachen sollte. Die innere, menschliche Entwicklung ist für Menschen wie mich wesentlich. Wenn ich etwas nicht weiß, dann kann ich mir das notwendige Wissen erwerben. Aber meine innere Entwicklung, mein Streben, den anderen Menschen adäquat und auf Augenhöhe auf seinem Weg zu begleiten, das kann ich nicht googlen. Ich muss mir selbst gegenüber, wenn ich eine Begleitperson sein will, streng und freudig auf das noch in mir zu Entwickelnde schauen. Ich muss mich um meine innere Entwicklung selbst bemühen. Da hilft jede Ausbildung nur bedingt.

Denn was brauche ich? Auf jeden Fall keine Besserwisser, keine noch so wissenschaftlich tausendfach Gescheiten, die bringen nur den Untergang. Das, was ich brauche, ist Sicherheit, trotz aller Unsicherheiten auf dieser Welt. Er oder sie müssen nicht alles können, aber ehrlich zu sich und zu mir müssen sie sein. Sie müssen Interesse haben an mir, so, wie ich bin. Verlässlichkeit, was auch als Nächstes geschehen mag, ist unerlässlich. Ich muss sie kennen dürfen, denn ich kann meiner Wahrnehmung oft nicht vertrauen, da bin ich darauf angewiesen, in meiner Begleitung zu lesen, was ich vom Wahrgenommenen halten kann.

Pestalozzi prägte die Begriffskombination: Kopf-Herz-Hand. Das, vorwärts und rückwärts verinnerlicht, ist neben der fachlichen Ausbildung eine perfekte Ausgangslage, um zu einer Haltung zu kommen, die mein Leben sicher und sinnvoll macht.

Vertieft sich das Interesse, kann Liebe entstehen. Nicht die erotische und auch nicht die altruistische ist hier gemeint, sondern die Menschen verbindende Liebe. Die brauchen wir alle. Davon haben wir alle ganz viel. Autismus spielt da keine Rolle.

Ich bin glücklich über mein Schicksal, auch wenn die autistischen Störungen sehr nerven und mir das Leben oft schwer machen. Ich habe mich vor langer Zeit entschieden, dieses Leben zu leben. An die genauen Umstände erinnere ich mich nicht mehr. Aber ich weiß, dass dies völlig stimmig ist. Dadurch habe ich eine Aufgabe auf dieser Welt. Es ist mir wichtig, meinen Beitrag zu leisten, damit sich die Menschen besser verstehen.

Pascale Karlin hat den nachfolgenden Text sehr mutig verfasst. Ohne die übliche Absicherung auf wissenschaftliche Grundlagen beschreibt sie die aus eigenen Erfahrungen möglich gewordenen Beobachtungen. Reflektiert und differenziert, wie mir das nicht möglich ist, beschreibt sie, was sich hinter dem heute Autismus Spektrum Störung (ASS) genannten Phänomen verbirgt: Immer ein Mensch, der mitempfindend mit der Welt sein Leben gestalten und sich mit ihr verbinden will.

Pascale Karlin gibt keine fertigen Antworten, sie ist keine Besserwisserin, sondern stößt aufmerksam und liebevoll Türen auf. Türen, die zu Fragen führen, die es längst zu stellen gibt. Ihre Anregungen sollten bedacht und mit dem Herzen durchdrungen werden, wenn etwas davon durch die Hände fließen wird, ist dies ein Gewinn für uns alle.

Ich danke Pascale!

Und dem Leser, der Leserin dieser Schrift wünsche ich den Mut, sich darauf einzulassen.

Es lohnt sich!

Ich kann nur „JA" sagen.

Nelli Riesen

PS: Nur ein Augenblick – noch eine kleine Geschichte aus dem Zen

Ein Weiser wurde gefragt, wie es gelingen könne, den Augenblick auszukosten, um etwas davon festhalten zu können. Schließlich sei der Augenblick zu wertvoll und unwiederbringlich, als dass man ihn einfach so entschwinden lassen könnte.

„Was denkst du", fragte der Weise den Fragesteller, „wenn du versuchst, den Augenblick festzuhalten?"

„Ich denke: ‚Jetzt!'", antwortete dieser.

„Und dann?", fragte der Weise.

„In dem Moment, in dem ich ‚Jetzt!' denke, ist er auch schon vorbei und ich habe nichts mehr davon. Festhalten kann ich nichts."

„Du hast recht", erwiderte der Weise. „In dem Moment, in dem du ‚Jetzt!' denkst, ist das ‚Jetzt!' schon vorüber. ‚Jetzt!' sagen, nützt gar nichts."

„Aber was soll ich tun?", fragte der andere. „Ganz gleich, was ich denke, es ist sofort verflogen."

„Du täuschst dich", sagte der Weise. „Ich will dir ein Geheimnis anvertrauen. Versuch es einmal ganz anders: „Atme tief ein und tief aus. Höre auf den Schlag deines Herzens. Schau, was ‚Jetzt!' gerade ist und dann sag ganz einfach und ruhig ‚Ja'. In diesem ‚Ja' kostest du den gegenwärtigen Augenblick voll aus. Viele vergangene Augenblicke und viele Augenblicke, die noch kommen werden. Das ‚Ja' verfliegt nicht wie das flüchtige ‚Jetzt!'. Es bleibt bei dir. Das ‚Ja' ist stärker als die Zeit. Es hat Teil an dem, was nicht vergeht". Der Weise lächelte: „In jedem ‚Ja' wohnt ein Augenblick Ewigkeit. Du kannst es fühlen."

Einleitung

Als ich mir die ersten Notizen zu dieser Betrachtung des Autismus gemacht hatte, wusste ich noch nicht, wie komplex die ganze Arbeit werden würde, sobald ich nicht einfach meine Erfahrungen berücksichtigte, sondern versuchen würde, ein möglichst breites Band an Wahrnehmungen und Lebenswelten von Menschen mit Autismus zu beachten und verständlich zu erklären. Mein Ziel ist es nicht, die Symptomatik in all ihren Details zu beschreiben, sondern den Hintergrund, warum diese Symptome auftauchen, verständlich zu machen. Bei meinen Recherchen ist mir aufgefallen, dass von Autismus betroffene Menschen sehr wohl imstande sind, ihre Wahrnehmung und Lebenswelt teilweise sehr genau zu schildern, was ihnen aber fehlt, ist die Reflexion darüber, die Frage nach dem Warum. Diese Lücke will die vorliegende Abhandlung schließen, und zwar nicht auf der Grundlage wissenschaftlicher Erklärungen, sondern auf der Ebene des individuellen Menschen, mit der wir tagtäglich praktisch arbeiten können.

Lese ich wissenschaftliche Ergebnisse zur Autismus-Forschung, dann hat auch diese „autistische Züge“. Es sind lauter kleine Puzzleteile, die aber nicht miteinander in Verbindung zu stehen scheinen und sich teils eher widersprechen, als ein zusammenhängendes Gefüge erkennen zu lassen. Den Grund dafür vermute ich in den unterschiedlichen Meinungen darüber, was Autismus sei und was alles in dieses Spektrum gehört. Da sich das Spektrum aber aus ganz unterschiedlichen „Beeinträchtigungen" zusammensetzt, wird es auch in Zukunft schwierig sein, Autismus tatsächlich zu beschreiben. Ich halte diese Vermischung deshalb nicht für sinnvoll, weil sie mehr Verwirrung als Klarheit schafft. Die gleiche Ansicht vertritt auch die Autismus-Betroffene und Autorin Temple Grandin, wenn sie sagt: „Unglücklicherweise zwängt das gegenwärtige diagnostische System alle Formen des Autismus in dasselbe Diagnoseschema. Aus medizinischer Sicht ist das so, als vermische man Äpfel und Orangen." (Ich bin die Anthropologin auf dem Mars, München 1997).

Anhand des vorhandenen Materials – Berichte von Betroffenen und Studien – Autismus zu erklären, kann daher nur fragmentarisch gelingen. So habe ich nach einem anderen Weg gesucht, der zwar nicht mit wissenschaftlichen Belegen überzeugen kann, dafür aber dem Bedürfnis der Betroffenen und ihrer Begleitpersonen, tatsächlich verstanden zu werden beziehungsweise zu verstehen, wohl näherkommen dürfte. Ich bemühe mich darum, die Lebenswelten der Menschen zu verstehen und hier den gemeinsamen Nenner der von Autismus betroffenen Menschen zu finden.

Dieses Gemeinsame, mit dem alle Menschen mit Autismus zwar individuell, aber dennoch kollektiv konfrontiert sind, ist ihre Art der Selbstwahrnehmung. Auf diese Weise lassen sich dann auch Widersprüche miteinander verbinden und verstehen. Wenn von Selbstwahrnehmung die Rede ist, dann ist es notwendig, dass wir einen gemeinsamen Nenner der Begriffe finden, damit nicht neue Missverständnisse entstehen. Daher will ich kurz schildern wie die Begriffe „Ich", „Selbst" und „Ego" in dieser Betrachtung zu verstehen sind:

Mit „Ich" bezeichne ich das eigene Selbst und verwende es immer dort, wo ich im Sinne von Ich-im Unterschied zu einem anderen Ich (Du) auf mich selbst (objektiv) hinweisen möchte. Für mich als Menschen mit Autismus ist „Ich" nicht ein gefühltes Selbst, sondern es ist lediglich als erste Person Singular im Sinne des Personalpronomens zu verstehen.

Mit „Selbst" meine ich ein einheitliches, konsistent fühlendes, denkendes und handelndes Wesen. Es hat die Fähigkeit zur Selbstbeobachtung in Bezug auf Empfindungen und ist eine Verstärkung zur Reflexion und Betonung des Begriffs „Ich".

„Ego" – das lateinische Wort bedeutet „Ich" und ist nicht mit Egoismus gleichzusetzen.

Wie es mir möglich ist, diese Art der „Beobachtung des Autismus" zu betreiben, hat mit meiner eigenen autistischen Wahrnehmung zu tun. So wie Temple Grandin, die als Autistin eine Expertin für Tierhaltung wurde, sich ganz in die Perspektive von Rindern hineinversetzen kann, so kann ich mich ganz in die Perspektive unterschiedlicher Lebenswelten von Menschen (und Tieren) hineinversetzen. Was ich dabei erlebe, sind nicht in erster Linie gedankliche, also kognitive Schlussfolgerungen. Es ist so, dass ich die unterschiedlichen Ebenen des Menschen in einer Art Struktur bildlich wahrnehme. Die große Herausforderung besteht darin, diese Bilder in Worte zu übersetzen. Früher habe ich nur Menschen ohne Autismus auf diese Weise gescannt, heute tue ich es vor allem auch bei Menschen mit Autismus. Die erhaltenen Bilder lege ich wie „transparente Landkarten" übereinander und vergleiche die Strukturen. Anhand der Abweichungen kann ich versuchen, die unterschiedlichen Lebens- und Wahrnehmungswelten zu vergleichen, um so zu verstehen, wo die Missverständnisse entstehen können. Die Art, wie Grandin „methodisch" bei der Konstruktion von Viehzuchtanlagen vorgeht, kann mancher Wissenschaftler als unwissenschaftlich bezeichnen. Auch meine Art der Arbeit ist in diesem Sinne nicht wissenschaftlich, sondern phänomenologisch. Ob meine Wahrnehmung tatsächlich zutrifft, kann nur in der Praxis festgestellt werden.

Die Missverständnisse sind nicht einseitig. Bis vor Kurzem bin ich davon ausgegangen, dass alle Menschen diese „Fähigkeit" der Wahrnehmung haben müssen. Wenn dann „Ergebnisse" geäußert wurden, die meinen eigenen „Erkenntnissen" erheblich widersprachen, verlor ich immer wieder die Geduld. Zum Beispiel war für mich nicht verständlich, wie sehr Begleiter und Begleiterinnen in ihren Handlungen bei Menschen mit Unterstützungsbedarf ihre eigenen Emotionen, Gefühle von Zu- und Abneigung hineinfließen lassen. Andererseits war meine akribische Sachlichkeit für viele Menschen ein Zeichen von fehlender Empathie.

Das Ziel dieser Abhandlung ist, zu erkennen, dass alle Menschen grundsätzlich dieselben Bedürfnisse haben: Sie wollen geliebt, verstanden, respektiert und in ihrem So-Sein ohne Wenn und Aber angenommen werden.

Autismus, ein individueller Lebensweg

Jeder Mensch geht seinen ganz eigenen, individuellen Lebensweg und davon sind Menschen mit Autismus nicht ausgeschlossen, auch sie haben einen biographischen Lebenslauf und eine stetige Entwicklung. Daher ändert sich die Wahrnehmung im Laufe eines Lebens teilweise sogar erheblich.

Wenn es darum geht, wie Menschen mit Autismus ihre Umwelt erleben, dann handelt es sich immer auch um Sinneswahrnehmung und ganz besonders auch um die Selbstwahrnehmung. Und die Selbstwahrnehmung von vielen Menschen mit Autismus ist genau der Grund, warum ich für diese Betrachtung den Titel *Das fragile Gleichgewicht zwischen Sein und Nichtsein* gewählt habe.

Die Fragen, denen ich in diesem Buch nachgehen möchte, sind folgende:

- Warum ist es so schwierig, Autismus zu verstehen?
- Was sind alternative, „Autismus-geeignete“ Kommunikationsmodelle?
- Wie sieht eine „Autismus-freundliche“ Begleitung aus?
- Darf Autismus sein?

So genannte autistische Symptome wie etwa selbstverletzendes Verhalten, Schreien, ununterbrochene stereotypische Handlungen sind von außen gesehen unglaublich einschneidend und nicht selten schrecklich mit anzusehen. Da die Erklärung, warum das alles geschieht, meist fehlt, sind Begleitpersonen in solchen Situationen oft überfordert und stehen dem Ganzen ohnmächtig gegenüber. Schon das allein ist ein schreckliches Gefühl. Die schwerwiegendste Folge davon ist aber die, dass diese Verhaltensweisen ohne verständliche Erklärung einen großen Spielraum für Mutmaßungen, Interpretationen, Phantasien und Vorurteilen öffnen.

Haben Sie sich schon einmal gefragt, wie es sich anfühlen muss, als Mensch mit Autismus zu leben und das Leid, den Schmerz, die Angst und Verunsicherung der Menschen um sich herum miterleben zu müssen? Wie fühlt es sich an, als Kind die Verzweiflung der Eltern zu spüren und dabei zu wissen, dass die Eltern meinetwegen und wegen meines Verhaltens verzweifelt sind?

Ein weiteres Problem für Menschen mit Autismus liegt darin, dass sie selten als eigenständige Individuen gesehen werden, sondern einfach als Autist*innen, wie sie im Buch stehen oder in einem Film vorkommen. Erschreckend finde ich, dass seit einiger Zeit das Wort „Autismus" oder „autistisch" im Journalismus, aber auch in der Fachliteratur gerne benutzt wird, um Missstände in Politik, Wirtschaft und Gesellschaft, die ein egoistisches Ziel verfolgen, zu beschreiben. Hier zeigt sich zugespitzt, was ich mit Interpretationen, Phantasien und Vorurteilen meine.

Niemandem würde es in den Sinn kommen, die heute verbreitete Leseschwäche vieler Menschen als „geistig behindert" oder eine körperliche Ungeschicklichkeit als „spastisch" zu bezeichnen. Während bei anderen Formen von Beeinträchtigungen ethische und moralische Zurückhaltung selbstverständlich ist, ist es in Bezug auf Autismus gebräuchlich geworden, Egoismus und rücksichtsloses Handeln mit Autismus gleichzusetzen. Eine solche Pauschalbezeichnung der Gesellschaft auf Kosten von Menschen mit einer Beeinträchtigung sollte unbedingt vermieden werden, denn diese Verknüpfung von Autismus mit gesellschaftlichen Problemen artet schnell in diskriminierende Phantasien in Bezug auf Menschen mit Autismus aus.

Egoismus und Autismus sind sogar Gegensätze, da Menschen mit Autismus oft nicht einmal imstande sind, das Wortpaar Ich-Du (so wie es insbesondere Martin Buber als Ur-Kategorie beschrieben hat, mehr dazu im Kapitel *Menschen mit Autismus und ihre Art wahrzunehmen*) zu verstehen. Für Buber entsteht das Ich am Du. Egoismus dagegen stellt das Ich ins Zentrum. Das tatsächliche Problem sehe ich darin, dass unsere Ich-zentrierte Gesellschaft durch den Menschen mit Autismus einen Spiegel vorgehalten bekommt. Der Mensch mit Autismus dient der Gesellschaft als Projektionsfläche, da er auf Egoismus und Selbstbezogenheit in keiner Art und Weise anspricht.

Die Tendenz, alles was nicht der „Norm“ entspricht und auch sonst in keine bestimmte Kategorie passt, als „Autismus“ zu bezeichnen, ist eine schädliche Entwicklung und bringt sehr viel Verwirrung, nicht nur in Kreisen von Laien, sondern auch in der Fachwelt. „Autistische Züge“ oder „autistische Tendenzen“ sind nicht Autismus. Immer mehr Eltern sind verunsichert und suchen für ihre ganz „normalen“, vielleicht etwas stillen, scheuen, oder zurückhaltenden Kinder eine Fachstelle für Autismus auf. Kinder, welche Autismus haben, sind in der Regel nicht zu „übersehen“. Und jene, die nur „autistisch angehaucht“ sind, haben keinen Autismus und brauchen keine Abklärung. Die Meinung, dass Autismus immer mehr zunehme, erkläre ich mir durch diese Form von „Hysterie“, die zu voreiligen Diagnosen führt. Zudem lässt unsere zur Gleichförmigkeit neigende Gesellschaft immer weniger Eigenheiten zu. So gibt es heute sicher sehr viele „autistische“ Menschen, die keinen Autismus haben.

Meiner Ansicht nach ist die Bezeichnung Autismus-Spektrum-Störung (ASS) zu hinterfragen, da sie jede Form von „Introvertiertheit“, oder „Anderssein“ ins Spektrum einbeziehen kann. Eine klare Abgrenzung von „normal“ und „pathologisch“ ist aber dringend notwendig, um die Grenzen nicht immer mehr zu verwischen. Das ist auch wichtig, damit die Mittel für Forschung und Unterstützung für tatsächlich vom Autismus betroffene Menschen zur Verfügung stehen.

Wir kommen zu der Frage, wie die Welt auf Menschen mit Autismus wirkt und diese Frage hat mit dem fragilen Gleichgewicht zwischen Sein und Nichtsein von vielen Menschen mit Autismus zu tun. Und genau hier können auch viele Fragen auf das oft so unverständliche Verhalten von Menschen mit Autismus geklärt werden.

Was ist Autismus?

Wenn ich zum Thema Autismus unterrichte, dann höre ich beinahe jedes Mal die Aussage: „Wir sind doch alle manchmal ein bisschen autistisch". Ich möchte diese Aussage sehr bezweifeln, denn in dem Augenblick, in dem ein Mensch ohne Autismus ein bisschen autistisch wäre, würde ihm der Boden unter den Füßen wegbrechen und er geriete in akute Panik, da sich sein vertrautes Gefühl der Seins-Kontinuität in Luft auflösen würde. Dinge sortieren, ein bisschen penibel sein, das Bedürfnis nach Rückzug, keine Lust zum Kommunizieren, zurückhaltend oder scheu sein, all das ist nicht „ein bisschen autistisch", sondern einfach menschlich. Autistisch würde bedeuten, dass Ihnen von einem Moment zum anderen alle Sinnesschleusen aufgehen und Ihnen die Fähigkeit zum Filtern der Sinneswahrnehmungen fehlen würde. Die Verarbeitung dieser Fülle an Eindrücken wäre Ihnen kaum noch möglich, da Sie sich nicht mehr als *in sich geschlossene* Person wahrnehmen könnten und die Innen- und Außenwahrnehmung zu einer einzigen Flut zusammenfließen würden. Das ist Autismus! Manchmal ein bisschen mehr, manchmal ein bisschen weniger – aber von Geburt an bis zum Tod. Genauso wie eine Frau nicht ein bisschen schwanger sein kann, genauso unmöglich ist es, manchmal ein bisschen autistisch zu sein.

Um Autismus und das Verhalten von betroffenen Menschen zu verstehen, muss zunächst klar definiert sein, was Autismus tatsächlich ausmacht. Dass diese Frage wissenschaftlich bis heute nicht endgültig geklärt wurde, könnte darauf hinweisen, dass es *den* Autismus vielleicht gar nicht gibt, die Ursache mit den herkömmlichen Möglichkeiten nicht nachgewiesen werden kann, oder dass das, was alle Menschen mit Autismus gemeinsam haben, noch nicht gefunden wurde. Für mich als Betroffene ist das ein Rätsel, da sich mir die Gemeinsamkeit von Menschen mit Autismus klar zeigt. Warum diese Gemeinsamkeit nicht wahrgenommen werden kann, ist für mich ebenso klar: Es ist der Zeitgeist des Ich-Zentrismus. Wer vom Ich/Ego als seinem zentralen Lebensmittelpunkt (Selbstwahrnehmung) ausgeht, kann ein Sein, welches auf einem ganz anderen Prinzip beruht, nicht erkennen, und die Auswirkungen auf ein solches dezentrales oder peripheres Leben nicht nachvollziehen. Ich vermute, dass die derzeitige Diagnosepraxis diesem absolut wesentlichen Teil, der Selbstwahrnehmung, zu wenig Rechnung trägt und so nicht selten zu Fehldiagnosen führt.

Dem einen oder anderen fällt jetzt vielleicht der Schleier von den Augen. Das, womit alle Menschen mit Autismus konfrontiert sind, ist ihre Art der Selbstwahrnehmung, die offenbar nicht jener von anderen Menschen gleicht. Und dies nicht etwa erst ab dem Zeitpunkt ihrer Entwicklung, wo sie „Ich" zu sich selbst sagen können sollten, sondern schon von Geburt an. An dieser Stelle ist zu bemerken, dass die heutige Bezeichnung des Autismus Spektrums immer eine Symptom-Diagnose nach gängigen Kriterien ist. Wichtig erscheint mir hier aber zu erwähnen, dass so gesehen *Autismus* nicht immer auch Autismus bedeutet. Denn wenn ein Kind – sagen wir mit fünf Jahren – eine Gehirnhautentzündung erleidet und danach eine Diagnose gestellt wird (Atypischer Autismus), dann hat dieses Kind bereits ein Bewusstsein für sein Ich entwickelt, während ein Kind, das von Geburt an Autismus hat (Kanner Autismus), nie eine solche Erfahrung gemacht hat. Dasselbe gilt für Kinder, die normal sprechen lernen und dann ihre Sprachfähigkeit mit zwei oder drei Jahren wieder einbüßen (Rett-Syndrom). Ich sehe darin einen wesentlichen Unterschied, da sich die neuronale Struktur dieser Kinder erheblich unterscheiden dürfte. Beim sogenannten Asperger Autismus vermute ich eine „begrenzte" Ich-, oder Selbst-Wahrnehmung, jedenfalls scheint hier ein Bewusstsein von sich selbst als eigenständige Person klarer vorhanden. Die Schwierigkeit dieser Form liegt oft darin, dass Betroffene nicht immer erkennen können, wie sie auf andere Menschen wirken (erschwerte Selbstreflexion). Einige der Betroffenen haben auch Mühe zu verstehen, dass ein anderer Mensch auch andere Bedürfnisse, Gefühle und Gedanken haben kann als sie selbst. Für mich liegt hier die Ursache in einer unklaren Erkenntnis der eigenen Grenzen. Wer hier den Hintergrund, die unklare Selbstwahrnehmung nicht kennt, neigt gerne dazu anzunehmen, es handle sich um einen besonders egoistischen Menschen. Dies ist jedoch nicht zutreffend, weil ein ausgeprägter Egoismus auch eine ausgeprägte Wahrnehmung von sich selbst als Ich/Person bedingt, denn Ego bedeutet nichts anderes als Ich. Das Problem dabei ist, dass sich Egoismus und fehlende Selbstwahrnehmung nach außen hin in sehr ähnlicher Weise zeigen können, der Hintergrund aber ein ganz anderer ist.

Da ich nicht jede Form des Autismus durcharbeiten kann, aber einen Einblick in ein Leben mit Autismus geben möchte, werde ich mich auf den Frühkindlichen Autismus, also Autismus ab Geburt oder zumindest (erkennbar) vor dem dritten Lebensjahr, beschränken. Zu dieser Form gehören Kanner

Autismus, Hochfunktionaler Autismus und Asperger Autismus. Nicht in diesen Bereich fallen Formen, die durch eine Krankheit wie etwa Gehirnentzündung, eine Verletzung, oder „Geistige Behinderung“ Autismus ähnliche Symptome verursachen, die oft auch als Formen des Atypischen Autismus bezeichnet werden. Der Grund, weshalb ich diese Bereiche trenne, ist folgender: Beim Frühkindlichem Autismus kann meist keine sichtbare Veränderung im Gehirn festgestellt werden. Es gibt unterschiedliche Hypothesen die Autismus erklären sollen: „Meiner Vermutung nach liegt das Problem in der Tatsache begründet, dass diese ganze Diskussion noch immer darum kreist, was bei Autismus *nicht funktioniert.* Autisten haben kein Spiegelsystem oder keine *Theory of mind* oder keine Empathie (…) Und da keine von ihnen durchschlagenden Erfolg hatte, ist es vielleicht an der Zeit, sich mit ein paar Forschungsprojekten an eine Theorie heranzutasten, die auf *zu viel,* die auf *Hyper*sensitivität beruht. (…) Überfunktion kann dem normalen Verständnis genauso abträglich sein wie Unterfunktion.“ (Gregory Hickok)

Eine dieser neuen Theorien ist die von Henry Markram, Tania Rinaldi und Kamila Markram, welche 2007 formuliert wurde: *An Alternative Hypothesis for Autism* (Die intensive Welt – eine alternative Hypothese zum Autismus). Diese beruht nicht auf der Annahme eines Defizits oder einem verminderten Wahrnehmen, sondern ganz im Gegenteil eines Zuiel an Wahrnehmung. Diese Theorie wird im Buch von Gregory Hickok *Warum wir verstehen was andere fühlen* (Hanser Verlag 2015) näher beschreiben.

Man weiß also nicht genau, was der Grund für diese Verhaltensweisen beim Autismus ist, da in der Regel keine Schädigung des Gehirns sichtbar ist und oft eine normale bis hohe

Intelligenz vermutet werden kann. Im Gegensatz dazu kann bei Hirnverletzungen dem Verhalten eine Ursache zugeordnet werden. Folglich kann dem autistischen Verhalten in beiden Bereichen nicht dieselbe Ursache zugrunde liegen. Ich schließe daraus, dass autistisches Verhalten nicht unbedingt Autismus im Sinne des Frühkindlichen Autismus bedeutet, und dies dürfte auf der psychischen Ebene des betroffenen Menschen einen großen Unterschied ausmachen. Diese Ansicht erhärtet sich auch in den biographischen Texten von betroffenen Menschen beider „Kategorien".

Was ist nun Autismus? Wie schon erwähnt gibt es keine klare Ursachenbeschreibung und die Berichte von Betroffenen eröffnen eine große Bandbreite an unterschiedlichen Wahrnehmungen ihrer autistischen Lebenswelt. Das Spektrum reicht von außergewöhnlichen Inselbegabungen bis hin zu einem Leben in „weißem Rauschen", da überhaupt keine Wahrnehmung mehr unterschieden und zugeordnet werden kann.

Doch wozu nun dieses Buch? Ein weiteres Fragment? – Ich hoffe es nicht, denn ich möchte versuchen, den betroffenen Menschen und ihren Mitmenschen die Erlebenswelt des anderen näher zu bringen, um einen liebe- und verständnisvollen Umgang miteinander zu ermöglichen. Denn im Urgrund unserer menschlichen Natur sind wir alle gleich. Es ist nicht mein Anliegen eine neue „Wahrheit" über Autismus zu postulieren, sondern die verhärteten Ansichten über Autismus aufzuweichen und neue Betrachtungsweisen anzuregen.

Die Geburt des Autismus

Für das Kind, das mit Autismus geboren wird, ist Autismus seine ganz normale Welt. Das können Sie vielleicht mit einem blind geborenen Kind vergleichen: Ein blind geborenes Kind weiß nichts von seiner Blindheit, da es nie zuvor gesehen hat. Seine Blindheit kann ihm erst bewusst gemacht werden, wenn ihm andere Menschen erklären, dass es blind ist und andere Menschen sehend sind. So ist für das betroffene Kind Autismus erst einmal ganz normal. Normal bedeutet aber nicht, dass es auch einfach ist, denn die Schwierigkeiten fangen schon gleich nach der Geburt an. Hier beginnt etwas umgekehrt zu laufen. Ein Kind ohne Autismus lebt, sofern die sozialen Bedingungen dazu vorhanden sind, ganz in der Aura seiner Mutter, ist sozusagen eins mit ihr. Diese symbiotische Hinwendung zur Mutter bedeutet für das Neugeborene seine Welt, seinen Halt, seine Sicherheit und seinen Schutz. Ohne diese Hülle würde das Kind zugrunde gehen. Kinder, denen diese Grunderfahrungen fehlen, können als Folgeerscheinung an Hospitalismus erkranken. In der heutigen Zeit, wo oft beide Elternteile berufstätig sind, ist es aber normal geworden, dass auch andere Menschen, zum Beispiel in Kinderkrippen, die Rolle der nahen Bezugsperson übernehmen.

Sobald ein solches Kind die Fähigkeit entwickelt zu agieren, beginnt ein Verhalten, das ich *Selbststabilisierung* nenne. Manche Kinder versuchen sich vielleicht nicht mit Bewegungen zu stabilisieren, sondern mit ungewöhnlich häufigem

Schreien. Das Schreien kann aber zusätzlich ein Ausdruck von Unsicherheit und Angst sein. Viele Kinder, die eine schwere Form von Autismus haben, schreien manchmal ungewöhnlich selten. Hier vermute ich einen Überlebensinstinkt, den auch ein neugeborenes Tier hat. Würde das Rehkitz schreien, dann würde es mögliche Fressfeinde auf sich aufmerksam machen. Solche stillen Kinder sind sich bereits „bewusst", dass sie „alleine auf sich gestellt" sind. Was hier unglaublich scheint, ist die Tatsache, dass ein Kind mit Autismus seine Lage „begreift" noch bevor es *Ich* zu sich selbst sagen kann. Die Selbststabilisierung beginnt auch sehr bald an den Objekten. Objekte haben die Eigenschaft, statisch zu sein, das heißt, ein Stuhl bleibt ein Stuhl. Weitere Dinge, die dazu beitragen können, sich zu stabilisieren, sind sich wiederholende Muster, drehende Bewegungen von Waschmaschinen, Rädern, Kreiseln und so weiter, aber auch sich selbst drehen, hopsen und schaukeln kann stabilisierend und beruhigend wirken.

Schon zu Beginn eines Lebens mit Autismus besteht eine Art *Fremdheit* gegenüber dem eigenen Körper, aber auch gegenüber dem eigenen Empfinden. Dies könnte den Sinn haben, dass ich gut daran tue, Hunger, Durst, Schmerzen und Angst nicht zu fühlen, weil ich ja selbst für mich sorgen muss, diese Zustände aber nicht selbst regulieren kann. Es ist anzunehmen, dass diese „geschwächte" Selbstwahrnehmung bereits zu Beginn des Lebens vorhanden ist und entsteht, weil das Kind so sehr mit seiner Angstbewältigung und Selbststabilisierung beschäftigt ist, dass es gar nicht bemerkt, wie sicher und geborgen es in der Welt eigentlich ist. Wenn ich das so darstelle, klingt das schlimm, was es in gewisser Weise auch ist. Aber mit jedem Tag lerne ich als Kind mit Autismus neue Strategien, wie ich mein Dasein einigermaßen erträglich machen kann. So lerne ich immer mehr Handlungen, die mich zur Selbstregulierung, Selbststabilisierung, Angstabwehr, Selbstberuhigung und so weiter befähigen. Diese Handlungen werden von außen dann als Ticks und Stereotypien gesehen und nicht selten wird angenommen, dass dieses Verhalten keinen Sinn ergibt – was natürlich vollkommen falsch ist! Bei mir selbst wurden erste Stereotypien, nämlich Schaukelbewegungen mit dem ganzen Körper, schon sehr früh, nur wenige Wochen nach der Geburt beobachtet. Später kamen weitere dazu: den Körper in Kisten und Schubladen zwängen, wildes Herumspringen und Hopsen, Wiederholen von Worten und Lauten, Summen, Dinge zerbeißen und manchmal Schreien. Mein Gitterbettchen musste an der Heizung festgebunden werden, weil es sonst vom heftigen Schaukeln durch das ganze Zimmer rutschte und die Türe blockierte. Als Kind mit Autismus lerne ich nichts von der Welt, da ich mit ihr *eins* bin. „Ich lebe im Ur-Sinn des Menschen, im Eins-Sein mit der Welt, im Tohuwabohu, wo Himmel und Erde noch nicht getrennt sind. Ich lebe im vorsprachlichen Raum".

Es kann vermutet werden, dass es bei einigen Kindern mit sehr schwerem Autismus eigentlich nicht in erster Linie um den Versuch der Selbststabilisierung geht, weil sie erst gar nicht in diese Möglichkeit hineinfinden können. Solche Kinder sind von Sinneseindrücken in beinahe allen Bereichen überflutet. Sie können sich das so vorstellen, als würden Sie sich in einem Sturm auf hoher See befinden und sollten irgendwelchen Anweisungen Folge leisten. Sie können sich aber weder im Raum noch an sich selbst orientieren, die tosenden Geräusche der schäumenden See, die Fluten an Bildern, ihre Versuche, sich im Gleichgewicht zu halten, all dies fordert so viel Kraft, dass es Ihnen kaum gelingt, innere Stabilität zu erfahren und in ein fragiles Gleichgewicht zu finden. In einer solchen Situation ist der Mensch nicht mehr in der Lage, die Sinneseindrücke zu verarbeiten und einen *sinnvollen Dialog* zwischen ihnen herzustellen. Auf dem Taschenrechner erscheint bei einem solchen Zustand: „Error".

Ein solcher Mensch kann fast nicht anders, als ständig in der Gegenwart zu leben. Gegenwart erfordert ununterbrochene unmittelbare Wahrnehmung, das heißt Wahrnehmung ohne assoziatives Denken, das immer die Vergangenheit ins Spiel bringt.

Mit dem Älterwerden des Kindes können Zwänge hinzukommen, die sich aber unangenehm anfühlen, da sie bei Nichterfüllung leicht zu Ängsten oder Panik führen können. Das ist dann für Mitmenschen unangenehm, weil meist gerade sie der Grund sind, weshalb eine Zwangshandlung nicht ausgeführt werden kann oder darf. Solche Situationen führen oft zu einem inneren Zusammenbruch. Manchmal führen sie zu einem äußeren Anfall oder einem Ausbruch. Wie genau sich dies äußert, ist eine Charakter- und Wesensangelegenheit. Wenn die Kinder mit Autismus in die Schule kommen, ändern sich die Methoden der Selbststabilisierung manchmal. Damals begann ich Farben aneinander zu reihen und andere bunte Dinge, wie Wollknäuel oder Murmeln, zu sortieren. Lange Zeit habe ich mit Buntstiften nicht richtig gezeichnet, sondern wollte sie nur sortieren. Später habe ich dann angefangen, damit bunte, sich wiederholende Muster zu zeichnen.

Es gibt einen wichtigen *gefühlten* Unterschied zwischen Zwängen und stereotypischem Verhalten. Stereotypien dienen zur Selbststabilisierung und zur basalen Stimulation, die eine Form der Selbstwahrnehmung ermöglicht. Die Wirkung ist angenehm und beruhigend. Ein solches Verhalten darf auf keinen Fall verboten werden, da es zum Zusammenbruch der Stabilität führen kann und dadurch zu Zwängen, die dann viel schwieriger zu handhaben sind. Ausgeschlossen sind hier Handlungen, die das Kind selbst oder andere Menschen verletzen oder Gegenstände beschädigen! Zwänge dagegen haben eine ungesunde Komponente und ich vermute, sie tauchen vor allem da auf, wo stereotypes Verhalten verboten oder eingeschränkt wird. Zwänge kommen eher aus „gedachten" Vorstellungen und weniger aus dem unmittelbaren Empfinden. Daher tauchen Zwänge oft erst bei älteren Kindern auf, wenn man denkt, das Kind müsse jetzt langsam vernünftig werden und sich etwas angemessener verhalten. Zwänge entstehen aus der Angst, während Stereotypien Hilfe zur Selbsthilfe (Empowerment) sind. Sowohl Stereotypien als auch Zwänge können sich im Laufe eines Lebens verändern.

Viele Kinder mit Autismus können Gefahren nicht richtig einschätzen; bei mir war Wasser das Problem. Ob Sommer oder Winter, Pfütze oder Meer, ich wollte ins Wasser, und das noch bevor ich schwimmen konnte. Wasser gab mir ein gutes Gefühl, weil es den Körper kalt oder warm umschloss und ihm somit eine klare, spürbare Grenze verlieh. Andere Kinder schlagen oder beißen sich vielleicht selbst; auch solche Handlungen helfen, den Körper wahrzunehmen. Widersprüchlich erscheint hier die Tatsache, dass viele Kinder mit Autismus sowohl an der Schwierigkeit leiden, sich selbst wahrzunehmen, als auch gleichzeitig eine hohe Empfindlichkeit gegenüber *Fremdberührung* haben. Als Autistin, die von beiden Phänomenen betroffen ist, kann ich Ihnen das so erklären: Selbststimulation kommt nie unerwartet und ich bestimme die Art der Berührung wie Druck, Ort, Zeitpunkt selbst. Diese Berührung ist auf meinen momentanen Zustand abgestimmt. Das Angenehmste war für mich immer die Ganzkörper-Wahrnehmung, die Menschen ohne Autismus vielleicht immer haben. Manchmal konnte ich aber nur die Beine nicht wahrnehmen, dann begann ich die Beine zu schlagen oder sie heiß abzuduschen. Wurde ich von außen berührt, erschrak ich meist, da plötzlich eine Empfindung an einem Ort auftauchte, der in diesem Moment nicht in meinem Körper-Bewusstsein war. Ich fühlte also eine Berührung, die aber nicht zu meinem Körper gehörte. Das fühlt sich etwa so an, wie wenn Ihnen jemand mit einem rauen Gegenstand über einen starken Sonnenbrand streichen würde. Und genauso haben sich auch manche Kleidungsstücke angefühlt. Der Schmerz scheint von innen, von den Nerven her zu kommen. Er ist vielleicht auch vergleichbar mit Phantomschmerzen. Manche Kinder schreien und wälzen sich auf dem Boden. Aus eigener Erfahrung kenne ich einen unterschwelligen Schmerz, der an entzündete Nerven erinnert. Eine solche Empfindung ist unerträglich. Bei dieser Art von Schmerzen vermute ich als Ursache, dass sich die Wahrnehmung des eigenen Körpers so weit von ihm „entfernt" hat, dass der Körper wie „unbewohnt" zurückbleibt und auf diese Weise zeigt, dass er noch da ist. Es kann näherungsweise mit einem „Sterbevorgang", der aber nicht zum Tode führt, verglichen werden.

Paradoxe Dinge scheinen beinahe Kennzeichen von Autismus zu sein. Temple Grandin, die bereits weiter oben erwähnte Autorin mit Hochfunktionellem Autismus aus Amerika, beschreibt ihre Abneigung gegen Berührung. Später, als sie etwas älter ist, baut sie sich eine Maschine, die Berührung imitiert (eine Art Quetschmaschine). In diese Maschine konnte sie hineinsteigen, einen Mechanismus betätigen und dadurch bewegten sich zwei Bretter gegen ihren Körper und übten Druck auf diesen aus. Sie beschreibt, wie sehr dieser Druck auf den Körper sie beruhigt hat, und sagt, dadurch sei sie ein anderer Mensch geworden. Sie könne das Bedürfnis der zwischenmenschlichen Berührung nun besser verstehen.

Jetzt könnte angenommen werden, dass dieses Verhalten eine persönliche Vorliebe von Grandin ist. Aber ich vermute, es ist Autismus-typisch, da bei allen betroffenen Menschen die Schwierigkeit, *im eigenen* Körper zu wohnen, vorhanden ist. Bei mir war es so, dass ich mich in Kisten zwängte oder meine Schwester mich in engen Schubladen „versorgen" musste. Ein Kind ohne Autismus bekäme hier vielleicht Klaustrophobie, denn ich konnte mich nicht mehr selbst befreien. Für mich war es Stille und ein Gefühl von vollkommener Sicherheit und Geborgenheit. Andererseits habe ich mich stets gegen menschliche Umarmungen gewehrt. Man sagte mir, dies sei schon als Säugling so gewesen und ich sei dann bei Berührung quasi zu einem *Stück Holz* erstarrt.

Druckempfindungen und andere Körperstimulationen ersetzen die Selbst-Wahrnehmung durch das Ich und die Konstanz des Selbstes. Bei mir begann dieses intensive Bedürfnis nach Druck auf den Körper im Alter zwischen zwei und drei Jahren, also zu einer Zeit, in der Kinder ohne Autismus anfangen „Ich" zu sagen.

Eine Episode, die für sich spricht, geschah in einer meiner ersten Therapiestunden bei einem Psychologen. Der Therapeut wollte aus irgendeinem Grund bei den Teilnehmenden Angstgefühle provozieren. Wir mussten unter eine Matratze liegen und alle Teilnehmer bekamen nach wenigen Momenten Angstzustände. Für die besonders „harten Brocken" gab es eine zweite Matratze. Als ich an der Reihe war, legte der Therapeut die erste Matratze auf mich, aber ich wollte auch die zweite Matratze haben und dann legte sich sogar der Therapeut noch auf die Matratzen. Unter diesem Gewicht fühlte ich mich zum ersten Mal an diesem Tag beruhigt und entspannt. Ich war ganz still. Die anderen dachten, ich sei erstickt, und als der Therapeut alles entfernte, wollte ich wieder unter die Matratzen. Meine Reaktion konnte niemand nachvollziehen, die Panik blieb aus. Als Kind lag ich stundenlang unter Matratzen, ich hatte eher Panik, wenn ich nicht da unten lag. Damals wurde ich an einen Psychiater weiter verwiesen, da ich paradox reagiert hatte.

Es wird oft gesagt, Menschen mit Autismus würden immer alles bestimmen und kontrollieren wollen. Dies mag so wirken, doch der Grund dafür ist der, dass die Außenwelt auf den Menschen mit Autismus einwirkt und dieser Mensch dann sehr oft die Erfahrung macht, dass dieses Einwirken nicht mit seinem momentanen Zustand kompatibel ist. Ich bin innerlich nicht bereit für das, was in diesen Moment von außen an mich herantritt oder gefordert wird. Es fühlt sich etwa so an, als würde Ihnen Ihr Partner am Morgen, wenn Sie kaum die Augen geöffnet haben und sich noch halb im Schlaf befinden, bereits den Tagesplan erklären. Menschen mit Autismus brauchen oft etwas mehr Zeit, um ihre sensorische Wahrnehmung auf eine Situation neu einzustellen. Auch das Umstellen von einem Sinneskanal zu einem anderen, zum Beispiel von visuellen Eindrücken auf akustische, braucht länger als bei anderen Menschen. Bei einem Gespräch den Blick abzuwenden ist daher nicht eine „Unhöflichkeit", sondern hilft mir, besser hören zu können, da ich nicht gleichzeitig hören und sehen kann.

Zusammenfassend kann festgehalten werden, dass die Welt schon in der frühesten Kindheit als Anforderung wahrgenommen wird, die das autistische Kind nicht erfüllen kann.

Es kann „sich nicht helfen lassen“ und glaubt, „es habe sich in diese Welt verirrt“ und lebe als fremdes Wesen in einer fremden Welt, oder wie Grandin in ihrem Buch sagt: „Ich bin die Anthropologin auf dem Mars“. Da ich so sehr mit dieser inneren Not konfrontiert bin und sich diese nicht selten als existenzieller Überlebenskampf anfühlt, ist meine ganze Aufmerksamkeit, sind alle meine Kräfte auf das reine Überleben gerichtet. Dabei geht der Kontakt zur Welt und den Menschen um mich verloren, noch bevor ich diese als „Ausweg“ aus meiner hoffnungslosen Lage erkennen kann. Der Autismus ist geboren!

Menschen mit Autismus und ihre Art wahrzunehmen

Zu diesem „auf sich allein gestellt sein" kommt noch etwas Weiteres hinzu. Es ist die Art der Sinneswahrnehmungen. Diese Wahrnehmung betrifft nicht bei allen Menschen mit Autismus die gleichen Sinne, manchmal ist nur das Sehen oder Hören betroffen, dann wieder das Riechen oder taktile Fühlen. Oft sind aber alle Sinne betroffen. Eine Erklärung dafür wäre, dass sich dieses Kind ganz auf seine Sinne verlassen muss, um sich in der Welt orientieren zu können. Eine andere Erklärung wäre, dass diese Art der Sinneswahrnehmung bereits mit dem Autismus angeboren ist. Vermutlich trifft Letzteres eher zu, da dies auch der Grund sein könnte, weshalb das Kind schon als Säugling bei den Sinnesreizen Auffälligkeiten zeigt, warum es zum Beispiel zusammenzuckt bei leisesten Geräuschen oder überempfindlich auf Berührungen reagiert.

Manchmal fragen sich Eltern, warum ein kleines Kind bei unerwarteten Geräuschen zusammenzuckt, aber nicht reagiert, wenn es mit seinem Namen angesprochen wird. Ich vermute, ein unerwartetes Geräusch erschreckt das Kind, die Stimme einer vertrauten Person dagegen nicht, deshalb reagiert es nicht darauf. Das Kind weiß, dass es angesprochen wird, es weiß aber nicht, dass der andere Mensch eine (sichtbare) Reaktion erwartet. Dieses Phänomen zu verstehen ist nicht einfach, weil ja auch jeder Hund eine deutliche Reaktion zeigt, wenn er seinen Namen hört. Das Schlüsselwort heißt hier *Erwartung*. (Erwartung setzt Vergangenheit voraus, das heißt, die Fähigkeit, auf vergangene Erfahrungen zugreifen zu können). In diesem Verhalten wird deutlich, wie sehr sich ein Kind mit Autismus innerlich mit der Welt vollkommen eins fühlt. Diese Art von Einssein ist von Einsamkeit nicht zu unterscheiden. Dieses Kind kennt kein Gefühl von freudiger Erwartung. Alles, was das Kind an „Erwartung" kennt, sind *unvorhersehbare* Dinge. Auch dies ist eine Form der Erwartung, aber eine, vor der sich das Kind zu schützen sucht. Unvorhersehbare Dinge in einem Leben, in dem ein Mensch ganz auf sich *allein* gestellt ist, können immer auch Gefahr bedeuten. Die Erwartung, wie sie Kinder ohne Autismus zeigen, ist dagegen ein Ausdruck tiefer Verbundenheit mit der Umwelt und von Urvertrauen.

Dieser scheinbare Widerspruch von Einssein und Alleinsein, von „verbunden und getrennt sein", ist nicht einfach zu verstehen. Hier verbirgt sich in meinen Augen ein Zustand, der nicht ganz von dieser Welt ist. Interessant ist aber, dass sich alle Menschen nach diesem Zustand zu sehnen scheinen: Das tiefe Bedürfnis nach Meditation, Ritualen, Kreistänzen und die Einnahme von bewusstseinserweiternden Substanzen haben hier ihren Ursprung. Der Mensch sucht die Antwort auf die Frage, woher er kommt und wohin er geht. Menschen mit Autismus scheinen die *jenseitige Welt* nie ganz verlassen zu haben und nie ganz in der *diesseitigen Welt* angekommen zu sein.

Viele Menschen mit Autismus erleben eine stetige innere Unruhe und permanentes Unwohlsein. Manche dieser Gefühle entstehen aus der Angst, verstehen und begreifen zu wollen, was hier (als nächstes) geschieht. Aber vor allem auch durch die überwältigende Fülle an Sinneseindrücken, die nicht verarbeitet werden kann. Der Blick in die Zukunft – und dies kann bereits der nächste Moment sein – ist oft von einer latenten Furcht begleitet. Das Kind mit Autismus verhält sich wie ein scheues Reh, das die ganze Zeit mit all seinen Sinnen auf der Hut ist und beim leisesten Knacken eines Zweiges die Flucht ergreift.

Interessant ist, dass ich zum Beispiel Furcht nie als Furcht empfunden habe. Als mir ein Therapeut einmal sagte, ich sei voller Furcht, dachte ich: „Das ist absurd, ich hatte noch nie Furcht". In diesem Beispiel zeigt sich sehr deutlich, dass eigene Befindlichkeiten oft nicht bewusst wahrgenommen und daher auch nicht benannt werden können.

Dieser Stress, den bereits ein Säugling mit Autismus hat, kann den Körper schwächen. Daraus folgen vielfältige körperliche Symptome wie Unverträglichkeiten, Bauchschmerzen, Kopfschmerzen und später im Leben manchmal auch Krankheiten wie Reiz-Darm oder andere psychosomatische Erkrankungen wie etwa chronische Darmentzündungen. Viele Menschen mit Autismus sind auch von Allergien betroffen.

Da ich als Kind mit Autismus kaum die Außenwelt um mich herum als etwas Stabiles erkennen kann, weil meine Innenwelt durch die Verarbeitung unzähliger, ungefilterter Eindrücke so viel von mir fordert, erscheint mir die Außenwelt oft chaotisch. Hier beginnt dann ein weiterer Teufelskreis: Ich versuche mich vor der Welt da draußen zu schützen und ziehe mich noch mehr in mich zurück.

Es erübrigt sich die Erklärung, warum dieses Kind nicht nachahmen kann, warum es vielleicht nicht lächelt, nicht reagiert, wenn es angesprochen wird und nicht von seinem Verhalten ablässt. Versucht jemand dieses Kind in seinem Tun zu unterbrechen oder ihm ein bestimmtes Verhalten zu verbieten, kann es leicht geschehen, dass es diesen Menschen als Gefahr für sein Überleben wahrnimmt. Nicht die Person, sondern ihr Verhalten ihm gegenüber. Ein solches Kind kann mit Panik reagieren oder auch mit Aggressivität.

Aber nicht immer ist es so dramatisch. Auch Menschen mit Autismus haben unterschiedliche Temperamente und einen eigenen Charakter und es gibt auch unterschiedliche Phasen in der autistischen Entwicklung. Manche dieser Phasen sind schwieriger, andere einfacher. Die schwierigen Phasen decken sich in der Regel mit den schwierigen Phasen, die auch Kinder ohne Autismus haben, zum Beispiel die Pubertät.

Hier taucht natürlich die Frage auf, ob es denn keine Möglichkeit gibt, den Autismus zu stoppen, irgendeinen entscheidenden Moment, um diesen Teufelskreis zu durchbrechen. Vermutlich gibt es solche Momente, die allerdings nicht dazu führen würden, ein Kind zu „heilen". Aber es gibt sicher Momente, die darüber entscheiden, ob ein Kind mit seiner Art ein fragiles Gleichgewicht zwischen Sein und Nichtsein herstellen kann oder nicht. Meine Annahme ist, dass hier das Wesen eines Kindes sowie auch seine kognitiven Fähigkeiten eine wichtige Rolle spielen. Ein intelligentes Kind hat es leichter, Dinge zu begreifen, die seiner eigenen Welt fremd sind, ein mutiges Kind hat es leichter, mit schwierigen Situationen umzugehen und nicht einfach nur ein Bündel Angst zu sein. Selbstvertrauen kann gefördert werden. Es hilft, dem Kind das Gefühl zu vermitteln, dass es in seinem So-Sein angenommen und „richtig" ist. Intelligenz kann zwar nicht gelernt werden, aber hier hilft nicht selten eine Portion Anerkennung für die Fähigkeiten und Spezialitäten des Kindes. Es gibt spielerische Methoden, das Kind zu einer Interaktion aufzufordern und ihm so die Möglichkeit zu geben, sich *mit* und *in* der Außenwelt zu erleben. Beginnt ein Kind bei solchen Übungen aber zu schreien oder sich zu wehren, darf es auf keinen Fall dazu gezwungen werden, denn dies würde ihm den Zugang zur Außenwelt noch mehr erschweren und auch sein Vertrauen würde erheblich darunter leiden. Die Wirkung wäre somit genau das Gegenteil von dem, was man erreichen wollte.

Von Erziehungsmethoden, die falsches Verhalten bestrafen und richtiges Verhalten belohnen, halte ich persönlich nichts, auch dann nicht, wenn sie zum „erwünschten Ziel" führen. Solche Methoden widersprechen dem heutigen Paradigma der Selbstbestimmung und Anerkennung der Individualität eines Menschen. Es gibt spielerische Methoden, die den Prozess „des Spiegelns" einfach umkehren. Wenn das Kind zum Beispiel einen Gegenstand dreht, dann setze ich mich in die Nähe des Kindes und beginne ebenfalls einen Gegenstand zu drehen. Früher oder später wird das Kind auf mein Tun aufmerksam, nimmt vielleicht meine Hand und fordert mich zu einem gemeinsamen „Gegenstand-drehen" auf. Das Vertrauen wächst und ich kann immer wieder Angebote für neue Spiele machen. Die Handlungen begleite ich mit Worten, die das Kind wiederholen soll. In Bewegung ist eine Sprachanbahnung viel einfacher, als wenn das Kind still dasitzt und Bildchen auf Kärtchen mit Worten bezeichnen soll.

„Richtiges Verhalten" anzutrainieren sehe ich als Übergangs- oder Notlösung, da hier vermutlich zu sehr in die Eigenheit des Kindes eingegriffen wird und dieses Eingreifen leicht falsch verstanden werden kann. Wenn ich täglich dazu angehalten werde, ein annehmbares Verhalten zu lernen, lerne ich gleichzeitig, dass mein eigenes Verhalten falsch ist. Das kann mich noch zusätzlich verunsichern. So in die Persönlichkeit einzugreifen, finde ich problematisch, weil es dem Kind erheblich erschwert wird, seine eigenen Strategien zu entwickeln. Es ist nun einmal dieses Kind mit seinem ureigenen

Wesen, das auf seine Art mit seinem Leben zurechtkommen muss. Ein weiteres Problem bei dieser Art „Konditionierung“ sehe ich darin, dass sich das Umfeld dieses Kindes im Laufe seines Lebens immer wieder verändern wird. Wer dann auf eine bestimmte Methode geprägt ist, kann sich an einem Ort, an dem diese Methode nicht praktiziert wird, erst einmal überhaupt nicht mehr orientieren. Zudem zeigen diese Menschen nicht selten, dass sie den Sinn der ganzen Übung nicht verstanden haben und dann Verhaltensweisen stur beibehalten, die in einem neuen Umfeld nicht mehr nützlich sind.

In der Schule kann eine klare Strukturierung durchaus sinnvoll sein und den Schulalltag erleichtern. Grundsätzlich kann Strukturierung zur Unterstützung eines geregelten Zusammenlebens sinnvoll eingesetzt werden. Wird die Strukturierung selbst aber zum Inhalt, so hat sie das Ziel klar verfehlt. Strukturierung und Konditionierung müssen klar auseinandergehalten werden. Strukturierung ist eine Orientierungshilfe, während Konditionierung einer „Umerziehung“ gleicht. In der Begleitung von Menschen mit Autismus halte ich die *Beziehung* für entscheidend. Liebe und Anerkennung tragen mehr als jede Methode zu einem harmonischen Zusammenleben bei.

An dieser Stelle darf auch einmal die Frage gestellt werden, ob Autismus überhaupt sein darf. Ja, darf Autismus sein? Oder wollen wir, dass Menschen mit Autismus „normalen“ Menschen gleichgemacht werden? Wollen wir Autismus gar ganz ausmerzen, so wie wir Trisomie 21 ausmerzen wollen? Warum wollen „normale“ Menschen keine Menschen unter sich haben, die anders sind als sie selbst? Liegt diesem Bedürfnis, alle „gleichmachen“ zu wollen, vielleicht fehlende soziale Empathie zugrunde? Und ist nicht gerade diese Tendenz, „passend zu sein", auch Ursache für die „manische Individualisierung" mancher Individuen?

Zum Abschluss dieses Kapitels möchte ich noch etwas anfügen, das mir beim Recherchieren zu dieser Betrachtung auffiel: Hochintelligente Menschen mit Autismus können unglaublich differenziert darüber berichten, wie sie wahrnehmen und denken. Was ich aber nie zu lesen bekomme, ist, wie sie sich das erklären. Hier vermute ich, dass sie sich darüber keine Gedanken machen, da sie ihre Art der Wahrnehmung einfach als *autistisch* bezeichnen und ihnen diese Erklärung „genügt".

Menschen mit Autismus scheinen sich nicht bewusst zu sein, dass sie sich mit ihrer Art der Sinneswahrnehmung identifizieren, ihnen aber ein Gefühl für die Metaebene ihrer Selbstwahrnehmung fehlt. Dies führt uns zu einer weiteren interessanten Frage: Was braucht es, um sich selbst erkennen zu können?

Da ich als Mensch mit Autismus den Prozess des *sich selbst Erkennens* durchlebt habe, kann ich davon berichten: Für mich waren *das Wort* und *das Werden* etwas, das Hand in Hand geht. Sprachlos im Sinne von Nicht-sprechen-können war ich nie, fühlte mich aber dennoch stumm, weil ich mit meinen Gedanken und Worten immer *zu spät kam.* Es gab keine Synchronisation in der Kommunikation. Wenn ein „Gespräch" stattfand, dann handelte es meistens von meinen „Unzulänglichkeiten". Diese wurden mir dann vorgeworfen und mir wurde gepredigt, was ich alles verändern müsse. Wenn jemand so mit mir sprach, erzeugte das einen steigenden Druck in mir, der nach kurzer Zeit zu einer inneren „Zusammenbruch" führte. Mein Nervensystem drehte vollkommen durch und ich versuchte klar zu denken, aber da waren nur chaotisch durcheinandergeworfene Bilder und Einzelworte, die keinen Satz ergaben. Folglich saß ich stumm da, was dann als „Zustimmung“ verstanden wurde. Tatsächlich war ich aber in einer Art Totenstarre.

Noch Tage und Wochen nach einem solchen Gespräch versuchte ich, das Ganze innerlich zu ordnen und darin einen Ort zu finden, von dem aus ich mich selbst wahrnehmen und mit dem Geschehen verbinden konnte. Ich wusste immerhin, dass es in diesem Gespräch *um mich* gegangen war, doch konnte ich mich nicht wahrnehmen. Die Furcht vor solchen Gesprächen war abgrundtief, da sie mich in eine extreme innere Notlage brachten.

Heute werden Abklärungen von Autismus teilweise mit modernster Technik gemacht, indem in Gesprächen die Synchronizität der Gesprächspartner (Interaktion) gemessen wird, auch Atmung, Blutdruck und Puls spielen dabei eine wichtige Rolle. Bei Menschen mit Autismus gibt es hier immer Abweichungen. Bei mir kamen die Reaktionen auf ein Gespräch manchmal Stunden, Tage oder gar Wochen später.

Dieses Phänomen ist für mich nicht die fehlende Fähigkeit, empathisch zu sein, sondern das Fehlen einer Seins-Kontinuität. Das unmittelbare Erfahren kennt keine Begriffe, denn Worte sind „Vergangenheit“. Ich erinnere mich an ein Wort, das ich in der Vergangenheit beim Erfahren von etwas gelernt habe. In der unmittelbaren, ungeteilten Erfahrung (Beziehung) aber ist das Denken wie ausgeschaltet. Wenn es mir jetzt nicht gelingt, innerlich Distanz zu schaffen, dann kann ich nicht denken und folglich auch nicht reagieren, antworten oder handeln.

Buber beschreibt das so: „Die Beziehung zum Du ist unmittelbar. Zwischen Ich und Du steht keine Begrifflichkeit, kein Vorwissen und keine Phantasie; und das Gedächtnis selbst verwandelt sich, da es aus der Einzelung in die Ganzheit stürzt. Zwischen Ich und Du steht kein Zweck, keine Gier und keine Vorwegnahme; und die Sehnsucht selbst verwandelt sich, da sie aus dem Traum in die Erscheinung stürzt. Alles Mittel ist Hindernis. Nur wo alles Mittel zerfallen ist, geschieht die Begegnung." (Buber 1979) Buber schreibt weiter, dass wir unser Gegenüber in ein Es verwandeln, „sobald wir es in seinen einzelnen Eigenschaften betrachten". Menschen mit Autismus verwandeln Menschen niemals in ein Es, da sie immerzu in der „Ganzheit" bleiben. Menschen mit Autismus analysieren die Welt nicht, sie sind eins mit ihr. Wenn das Gedächtnis aus der „Einzelung in die Ganzheit stürzt", hört es auf analytisch zu denken

Da Menschen mit Autismus im Unterschied zu gewöhnlichen Menschen weder analysieren noch interpretieren, machen sich Letztere ein ganz falsches Bild von ihnen. Wer Autismus verstehen will, muss die Grundbegriffe *Ich* und *Du* wie oben beschrieben verstehen. So wird sich ihm das Phänomen Autismus für die unmittelbare Betrachtung öffnen. Dann fällt es ihm wie Schuppen von den Augen, oder wie Buber sagt: „Die Einzelung stürzt in die Ganzheit."

Den Moment, als ich zum ersten Mal erlebt hatte, dass ich über eine Erfahrung beinahe unmittelbar reflektieren konnte, werde ich nie wieder vergessen! Ich saß im Wohnzimmer und betrachtete durch das Fenster die bewegten Wolken am Novemberhimmel: *In diesem Moment war es, als ob sich die Welt zu einem grenzenlosen Raum öffnete; da waren die Wolken und ich mit ihnen ziehend, doch dann war da auf einmal noch etwas anderes – etwas in mir, mir eigen, mit den Wolken und doch auch wieder ohne sie, sie erfahrend. Die Welt war da draußen und ich war in mir. Und im Betrachten der Wolken ging nichts verloren; ich saß gleichzeitig mit ihrem Ziehen hier. Ich war irgendwie geboren.*

Mit dieser momentanen Seins-Erfahrung war mein Ich aber nicht ein für alle Mal geboren, vielmehr war es der Beginn einer langen Phase des „*Werdens*". Damals war mir noch nicht bewusst, was da gerade geschehen war. Wirklich begriffen habe ich es erst rund zwanzig Jahre später in der Ausbildung zur Sozialpädagogin beim Studium der Entwicklungspsychologie des Kindes. Dieses erste „*Sich-selbst-Erkennen*", das bei Kindern im Alter zwischen zwei und drei Jahren geschieht, erlebte ich als etwa 24-Jährige zum ersten Mal. Es vergingen aber beinahe noch einmal zwei Jahrzehnte intensiver innerer Arbeit, bis ich eine ununterbrochene Seins-Kontinuität erfahren konnte. Das Denken vermittelt eine solche Kontinuität, aber Denken in Worten war damals fremd für mich. Meine Gedanken waren Muster, Bilder und „Filme" oder sich wiederholende Worte und Melodien. Gedanken, die etwas mit *Absicht verfolgen* oder *entwickeln,* kannte ich nicht. Sätze habe ich dadurch zu bilden gelernt, dass ich anderen Menschen zuhörte und die Sätze auswendig lernte. So habe ich mit der Zeit für jede Situation den richtigen Satz und die entsprechende Geste gelernt. Man darf sich das nicht wie das Auswendiglernen in der Schule vorstellen, denn ich konnte etwas, das ich beobachtet hatte, immer wieder wie eine Kassette abspulen. Einmal Hören war genug, es auch zu „wissen". Mit so „auswendig" gelernter Interaktion fühlte sich das Zwischenmenschliche sehr „künstlich" an. Da meine eigene Art des Zwischenmenschlichen aber nicht wahrgenommen wurde, blieb mir nichts anderes übrig, als mich in dieser „Fremdsprache" zu verständigen.

Zu Beginn dieser Phase fühlte ich mich „falsch", da ich in Sprache und Gestik keine spontanen Reaktionen zeigen konnte. Meine Gefühle und meine Empathie waren aber immer unmittelbar und echt, denn das musste ich nicht lernen. Mit der Zeit konnte ich das aber so sehr verinnerlichen, dass jetzt kaum noch eine Diskrepanz zwischen Worten, Gestik und Gefühlen besteht, auch wenn die Synchronizität nicht immer stimmt oder ich manchmal Mühe habe, ein Wort zu finden (Wortfindungsstörungen). Dies sind Momente, wo ich wieder nur das Bild denke und das entsprechende Wort dazu nicht finde.

Diese innere „Übersetzungstätigkeit" vom Bild zum Wort findet auch heute noch statt, obwohl ich inzwischen gut sprechen kann. Meist gelingt mir die Übersetzung in Sekundenbruchteilen. Doch habe ich zuweilen heute noch Mühe, besonders wenn gleichzeitig noch andere Sinne gefordert sind, etwa durch Geräusche. Dann kann es vorkommen, dass ich nicht mehr übersetzen kann und das entsprechende Wort nicht finde.

Menschen mit Autismus, die nicht sprechen können, schaffen wahrscheinlich diese innere Übersetzung nicht. Ich kann mir vorstellen, dass man ihnen deshalb sehr viel Zeit lassen sollte, Einzelworte zu übersetzen. Wenn pausenlos an sie herangeredet wird, kann ihre Verarbeitung vom Bild zum Wort nie gelingen.

Wie Menschen mit Autismus ihre Mitmenschen wahrnehmen

Heutzutage wäre es undenkbar, dass ein so auffälliges Kind, wie ich eines war, keine psychologische Abklärung bekommt. Als ich – noch nicht zweijährig – mit dem Gitterbettchen Nacht für Nacht durch das ganze Kinderzimmer rutschte, weil ich so heftig schaukelte, war die „Lösung des Problems“ nicht der Psychiater, sondern der Strick, mit dem das Bettchen an der Heizung festgebunden wurde. Da mein Vater selbst Autismus hat und meine Mutter auch nicht der gängigen Vorstellung von „normal“ entspricht, wurde ich einfach so akzeptiert, wie ich war.

Bei meiner eigenen Autismus-Abklärung im Erwachsenenalter war ich über die Kriterien erstaunt, die für eine Autismus-Diagnose wesentlich sind. *Vor* dieser Abklärung dachte ich, die *anderen* Menschen hätten *hier* ihre Probleme:

- Im Bereich *Gegenseitigkeit* in der sozialen Interaktion: kein angemessenes Nähe-Distanz-Gefühl; Blickkontakt beim Sprechen; von ihrem eigenen Standpunkt ausgehend; Tendenz zum Lügen und Betrügen; Gewaltbereitschaft; sich gegenseitig umarmen und küssen …
- Im Bereich *Kommunikation und Sprache*: indirekte Kommunikation; unklare Kommunikation; falsche Begriffe wählen, um etwas zu sagen; Dinge sagen, die unwichtig sind; wichtige Dinge nicht erwähnen; oft

unsachlich und Ich-zentriert; unfähig mit Tieren zu kommunizieren …

- *Auffällige Interessen und Aktivitäten*: Spielen mit Puppen; so tun, als ob Spiele, Kino und Konzerte besucht werden; fehlendes Interesse an Naturwissenschaft …

Ja, Sie haben richtig gelesen, dies ist keine Beschreibung von Autismus, es ist meine Beschreibung von Menschen *ohne* Autismus, wie ich sie lange Zeit wahrgenommen habe.

In keinem dieser Bereiche konnte ich bei mir „Autismus" erkennen. Unter Autismus verstand ich vor allem meine Art der Wahrnehmung, denn hier habe ich schon sehr früh in der Kindheit bemerkt, dass ich offenbar anders funktioniere als andere Kinder. Die meisten Kinder und auch Erwachsenen empfand ich als stumpf in ihren Sinnen und ihrer Wahrnehmung. Sie wirkten auf mich, als wären sie von einer Dunstglocke umgeben, in die kaum etwas von außen hineindringt. Ich hatte also genau das gleiche Bild von „neurotypischen" (nicht autistischen) Menschen wie diese offenbar von Menschen mit Autismus. Ja, ich empfand diese Menschen als in ihren sinnlichen Wahrnehmungen beschränkt. Geräusche von einem vorbeifahrenden Zug oder das Schreien der Kinder auf dem Pausenhof zwangen mich, die Ohren zuzuhalten. Alle anderen Kinder schienen damit keine Probleme zu haben.

Meine Sinneswahrnehmung nenne ich im Verhältnis zu anderen Menschen differenziert und umfassend, nicht aber gegenüber Tieren, deren Sinne noch viel stärker ausgeprägt sind. Ich nehme viele Dinge visuell wahr, auch Dinge, die für andere Menschen meist *nicht sichtbar* sind. Wenn andere Menschen sprechen, verwandeln sich ihre Worte in Bilder oder Filme. Wo mir das nicht gelingt, kann ich den Worten nicht folgen; ich verstehe sie dann einfach nicht. Ein weiteres Merkmal dieser Art der Wahrnehmung ist, dass ich offenbar Zusammenhänge erkenne, wo andere Menschen die Dinge nicht ein- oder zuordnen können. So erkenne ich zum Beispiel Besonderheiten im Verhalten von Tieren, die mir dann nicht grundlos oder zufällig erscheinen. Wenn ich solche Verhaltensweisen verstehen will, muss ich fähig sein, alle möglichen Details in diesem einen Moment zu registrieren und festzuhalten, denn nur so kann ich Wiederholungen erkennen und Verhalten verstehen. Menschen wundern sich dann, warum ich zum Beispiel auf einen Wildvogel zugehen und ihn ohne Weiteres in meine Hand nehmen kann, wenn es die Situation erforderlich macht. Vögel denken wie Menschen mit Autismus in Bildern. Will ich einen Vogel, der sich in ein Haus verirrt hat, befreien, muss ich ihm nur das entsprechende Bild „vermitteln" und er lässt sich problemlos anfassen und aus dem Haus tragen. Wenn ich mich aber als *Ich* wahrnehme, funktioniert das nicht, weil dann eine *Begrifflichkeit* zwischen Ich und Du steht (Buber), und der Vogel zu einem Es wird, also zu etwas von mir Getrennten. Die Unmittelbarkeit geht verloren und der Vogel bekommt Angst, weil er in einer unmittelbaren Welt lebt.

Erinnert diese Form von wortloser Verständigung nicht an den Dialog zwischen der Mutter und ihrem neugeborenen Kind? Und wenn ja, warum ist er zwischen mir und dem Vogel möglich, nicht aber damals zwischen meiner Mutter und mir als Säugling?

Es ist eher die Regel als die Ausnahme, dass Menschen mit Autismus einen besseren Zugang zu Tieren und der Natur haben als zu Menschen. Hier stellt sich die Frage, warum das so ist. Was haben Menschen ohne Autismus an sich, dass sie Menschen mit Autismus verunsichern und irritieren? Ich habe eine Vermutung: Menschen habe ich oft als bestimmt und bestimmend erlebt. Ihre Bestimmtheit folgt aber nicht einer verständlichen Gesetzmäßigkeit, sondern einer „individuellen Willkür". Durch ihr Ich sind sie in einer mir „überlegenen" Position der willkürlichen Bestimmtheit und das macht sie für mich unberechenbar. Ich habe diese Bestimmtheit als Zwang von außen erlebt. Menschen wollen, dass ich dies tue und jenes lasse. Eine Mutter will, dass ihr Kind zurück lächelt, wenn sie es lächelnd ansieht. Daran ist nichts falsch, doch kann ich es nicht ertragen, da ich mich in dieser erwartenden Bestimmtheit auflöse. Weil ich ein peripher fühlendes Wesen bin, ist die Bestimmtheit wie ein Käfig oder die Zerstückelung meiner Welt. Sie bedeutet Trennung und Verlust der Ganzheit, den „Rauswurf aus dem Paradies". Indem sie die Welt erfahren und verstehen (analysieren), machen Menschen ohne Autismus „die Welt" zu „ihrer Welt".

Menschen ohne Autismus machen die Welt, die sie umgibt, zu etwas von sich selbst; sie „verarbeiten" die Welt, was ich mir als eine Art Verdauungsvorgang vorstelle: „Macht euch die Welt untertan", steht in der Bibel. Für mich ist das nur schwer nachvollziehbar, da ich diese Art innerer Tätigkeit nicht kenne. Für mich gibt es das Persönliche, dieses Verwandeln der Dinge nicht: Menschen mit Autismus machen nichts mit der Welt. Es würde sich wie ein Eingreifen in das So-Sein der Dinge anfühlen und wäre in meinem Empfinden eine Art von Gewalt.

Es ist mir bewusst, dass die meisten Menschen, die ein Leben lang in ihrem Selbst-Verständnis (Ich/Ego) leben, kaum solche Überlegungen anstellen, da es für sie nichts in Frage zu stellen gibt und sie davon ausgehen, dass sie die Welt begriffen (und ergriffen) haben.

Aber warum „verdauen“ Menschen mit Autismus die Welt nicht? – Wer sich nicht als eine in sich geschlossene *Wesenheit* erleben kann, bleibt in der Einheit (Ganzheit) dieser Welt. Das Leben pendelt aber zwischen Ganzheit und Einzelung.

Bei manchen Menschen mit Autismus kommt es auch vor, dass sie bei der Betrachtung nicht das Bild, welches sich auf ihrer Netzhaut „spiegelt“, wahrnehmen, sondern den Reiz auf der Netzhaut. Es kann vorkommen, dass dieser Mensch sich dann auf die Augen schlägt, weil ihn dieser Reiz schmerzt, nicht anders als das Blenden der Sonne das Auge schmerzen kann. In dieser Form der Wahrnehmung ist der Mensch noch ganz auf die Geistige Welt eingestimmt und die dingliche Welt erscheint als etwas, an dem seine Sinne „brechen“.

Wenn ich als Mensch mit Autismus etwas betrachte, dann sehe ich viele Einzelteile in der Ganzheit und die Ganzheit in den Einzelteilen. Wenn Menschen jetzt fragen, was ich sehe, dann beginne ich über die Einzelteile zu sprechen. Das vermittelt den Eindruck, ich könne das Ganze nicht erkennen, doch stimmt das nicht. Ich spreche so, wie ich die Dinge sehe, also sind da zuerst ganz viele Einzelteile. Die Wahrnehmung geschieht in Bruchteilen von Sekunden – viel schneller als ich sprechen kann. Ich kann das Ganze zwar erkennen, aber es ist nicht möglich, das Ganze in einem Bild oder Wort wiederzugeben. Die Menschen wollen aber nicht von diesen Einzelteilen hören, die Geduld dazu fehlt ihnen. Deshalb ergibt meine Aufzählung für sie kein Ganzes, und sie glauben, ich nähme das Ganze nicht wahr. An dieser Stelle möchte ich Lao Tse zitieren, der sagt:

„Das Ego sagt, die Welt ist riesengroß und die Teile sind winzig klein. Wenn die winzig kleinen Teile sich zusammenfügen, erscheint die Welt, sagt es. Wenn die riesengroße Welt auseinandertreibt, erscheinen die winzigen Bestandteile.Das Ego wird eingenommen von all diesen Begriffen und Vorstellungen, aber die Wirklichkeit ist, dass die Welt und das Teil dasselbe sind; weder ist die Welt riesig, noch ist das Teil winzig. Jedes Ding ist jedem gleich. Begriffe und Vorstellungen behindern nur deine Wahrnehmung der großen Ganzheit. Darum ist es klug, sie nicht zu beachten. Jene, die in ihrem Ego gefangen leben, sind ständig verwirrt; sie kämpfen verzweifelt um das Wissen, ob die Dinge groß oder klein, ob der Sinn im Zusammenfügen oder im Trennen liegt, ob das Universum blind und mechanisch ist oder die göttliche Schöpfung eines bewussten Wesens.In Wirklichkeit gibt es keinen Grund, an solche Dinge zu glauben, oder sie zu kommentieren. Richte deinen Blick dahinter, und du wirst die tiefe, in sich ruhende, ganze Wahrheit des Tao erkennen. Nimm sie in dich auf, und deine Verwirrung entschwindet."

(Laotses unbekannte Lehren, das Hua-Hu Ching,
J. Kamphausen Verlag 2003)

Viele Menschen sind nicht fähig, etwas unvoreingenommen zu betrachten, weil ihnen ihr Wissen und ihre Vorstellung im Weg stehen. Dadurch entgeht ihnen das Wesentliche, denn sie haben bereits ein vorgefasstes Bild. Mit anderen Worten: Sie betrachten nicht, sondern sie denken. Da ich als Mensch mit Autismus aber nicht in Worten denke, sondern in Bildern, ist meine Beobachtung gleichzeitig auch meine Art zu denken. Das bedeutet, dass mein Denken die Dinge nicht verändert, da ich sie betrachten muss, um sie zu begreifen und dies von Moment zu Moment, denn die Dinge verändern sich fortwährend. Menschen lernen Worte, damit sie die Dinge nicht mehr wirklich wahrnehmen müssen und sagen können: „Das ist ein Stuhl“. Sobald sie das Wort kennen, holen sie beim Erblicken eines Stuhls das Wort aus dem Gedächtnis und übersehen so die Einzigartigkeit jedes einzelnen Stuhls. Tatsächlich gleicht jedoch kein Stuhl dem anderen. So werden ihre Sinne durch Gewöhnung stumpf. In der Wildnis hätte ein solcher Mensch schlechte Chancen zu überleben.

Durch die unterschiedliche Art der Wahrnehmung von Menschen mit und ohne Autismus geschehen viele Missverständnisse. Diese werden stets so dargestellt, als hätten wir „Autist*innen“ ein Defizit, doch in Wirklichkeit betrachten wir die Welt einfach anders. Wir filtern die Eindrücke nicht und sehen die Dinge deshalb vielleicht so, wie sie tatsächlich sind. Wir geben ihnen keine persönliche Bedeutung, sondern belassen sie in ihrem So-Sein. Und so begegnen wir auch den Menschen. Das hat nichts mit fehlender Empathie zu tun, sondern mit Respekt. Wir wollen die Dinge nicht verändern und nicht in sie eingreifen. Was wir jedoch „verändern“ wollen, sind die Deformationen, die Menschen mit den Dingen anstellen und die für uns schier unerträglich sind. Unsere Nüchternheit hat nichts mit Gefühlsarmut zu tun, sondern mit tiefer Anerkennung der Dinge in ihrem So-Sein.

Mit Menschen haben wir manchmal auch Mühe, weil sie sich oft nicht so geben, wie sie tatsächlich sind. Sie versuchen, sich selbst und anderen etwas vorzumachen. Das verwirrt uns, weil wir dann gegensätzliche Informationen bekommen, die unvereinbar sind. Wir sehen klar, dass etwas nicht stimmt, aber wir können nicht erkennen, *was* es ist. Das kann einen zur Verzweiflung bringen. Wir können nicht verstehen, warum Menschen das tun und wir weichen ihnen aus, um nicht mit dieser Verwirrung konfrontiert zu sein. Wir sind nicht gerne einsam und allein, aber wir sind lieber einsam und allein, als dauernd verwirrt.

Warum können Menschen nicht einfach so sein, wie sie tatsächlich sind? Ich habe dieses Verhalten stets unverständlich und nutzlos gefunden. Verstehen kann ich es nur, wenn ich versuche mir vorzustellen, wie es sich anfühlen muss, ein Ich-Selbst zu sein, das vielleicht nicht dem entspricht, was ich mir wünsche oder was andere von mir erwarten. Ich weiß nicht, was schwieriger zu ertragen ist, ein Mensch zu sein, der sich nicht als Person wahrnimmt, oder eine Person zu sein, der die erwünschten Qualitäten fehlen.

Was ich hier beschrieben habe, wirkt vielleicht etwas absolut, doch ist es nicht so gemeint. Denn natürlich hat jeder Mensch, auch einer mit Autismus, seine eigene Wahrnehmung. Und ich möchte noch anfügen, dass es sehr schwer beeinträchtigte Menschen mit Autismus gibt, die nicht imstande sind, die Dinge auf diese Weise zu differenzieren. Ich weiß nicht, wie es in diesen Menschen aussieht und was ihnen hilft, aber genau diese Menschen liegen mir ganz besonders am Herzen. Wenn es tatsächlich so ist, dass ein Mensch mit Autismus sein ganzes Leben in der Wahrnehmung eines „Weißen Rauschens" fristet, dann ist das sehr traurig und ich frage mich, was ihm helfen könnte, ein bisschen Teilhabe an der Welt, die ihn umgibt, zu erfahren.

Ich habe Menschen begleitet, die nie ein einziges Wort sprachen, kaum Reaktionen in Bezug auf Mitmenschen zeigten, Windeln tragen mussten und durch den Tag stolperten, da ihnen auch das körperliche Gleichgewicht zu fehlen schien.

Auch bei ihnen habe ich Anspannung, Entspannung, Wohlsein und Unwohlsein erkennen können. Es gibt also Umstände, die ihr Lebensgefühl positiv beeinflussen. In der Begleitung solcher Menschen habe ich auf jede Kleinigkeit geachtet. Wichtig war dabei meine innere Haltung und Klarheit. Wichtig war auch die bildliche Vorstellung von dem, was ich mit diesem Menschen tun wollte: zum Beispiel Zähneputzen, mit einem Pinsel eine Fläche bemalen oder etwas mit einer Schere schneiden. In der Begleitung dieser Menschen kann jeder Gedanke, der nicht in die momentane Situation passt oder nicht dazu gehört, sie verwirren und verunsichern. Wer einen solchen Menschen begleiten möchte, muss deshalb innerlich *leer* sein. Das kann eigentlich nur jemand, der die höchste Schule des Menschseins durchlebt hat, ein Erleuchteter. Diese Anforderung kann eine Begleitperson wohl kaum erfüllen. Das macht aber nichts, denn es reicht schon, sich klar einzugestehen, dass man es nicht kann. Allein schon die Aufrichtigkeit gegenüber sich selbst hat eine klärende Wirkung auf den Moment. Um mit diesem Menschen zu arbeiten, reicht es nicht, ihm Dinge zu vermitteln. Genauso wichtig ist es, zu verstehen, wenn dieser Mensch *mir* etwas vermitteln möchte. Ein Verständnis ohne Worte und Gesten ist nur in einer *symbiotischen Beziehung* möglich. Ich brauche die Fähigkeit des inneren Leerseins, damit ein Raum entsteht, indem sich dieser Mensch „mitteilen“ kann.

Ein Mann, den ich sehr intensiv begleitet habe, hatte Mühe mit schnellen Bewegungen. Sie verursachten bei ihm Schwindel und er begann sich dann an den Wänden, Tischen oder Stühlen festzuhalten. Bei der Arbeit half es ihm, wenn er sich an mir festhalten konnte. Ich vermute, dass er dadurch eine Art von Selbstwahrnehmung erlangte. Dieses Verhalten erinnert mich an die sensomotorischen Lebensweisen von Säuglingen nach Winfried Mall (*Kommunikation ohne Voraussetzungen*, Heidelberg 2008). Diese Art des *Dialogischen* geschieht auf einer ganz basalen Ebene. Hier erfahren wir einen Menschen, der wie der Säugling noch ganz innig mit der Welt verbunden ist. Die Kommunikation, beziehungsweise den Dialog mit so schwer beeinträchtigten Menschen sehe ich vor allem in der Basalen Kommunikation und im Somatischen Dialog (nach Andreas Fröhlich).

Hat dieser Mann mit anderen Menschen gearbeitet, die nicht auf solche Dinge achteten, dann kam er etwa alle halbe Stunde zu mir und legte mir für fünf bis zehn Minuten die Hand auf die Schulter. Ich vermute, dass er so Selbstwahrnehmung „auftankte".

Ich gehe davon aus, dass dieser Mann nicht in Worten denkt und dass es ihm sehr schwerfällt, unterschiedliche Sinneseindrücke zu verarbeiten. Für mich zeigt sich in diesem Beispiel, wie *Gegenseitigkeit* bei Menschen mit schwerem Autismus sichtbar wird. Es zeigt zudem, wie wichtig das Verständnis für diese Menschen ist und wie klar sie erkennen können, wo sie verstanden werden und wo nicht.

In den Jahren meiner praktischen Arbeit in einer Institution mit teilweise schwer mehrfach beeinträchtigten Menschen hat sich gezeigt, dass ein gelingendes Zusammenleben und Arbeiten nicht in erster Linie durch Methoden gewährleistet ist, sondern durch die *Haltung* und die daraus wachsende Beziehung zu den betroffenen Menschen.

Das fragile Gleichgewicht zwischen Sein und Nichtsein

Jetzt kommen wir zu einem ganz entscheidenden Punkt, wie die Umwelt auf Menschen mit Autismus wirkt. Ein Kind beginnt zwischen dem zweiten und dritten Lebensjahr *Ich* zu sich selbst zu sagen. Bei Kindern mit frühkindlichem Autismus fällt oft auf, dass sie diesen Schritt nicht machen und viele dieser Menschen sagen auch als Erwachsene nicht *Ich* zu sich selbst. Warum?

Wir haben gesehen, was nach der Geburt eines solchen Kindes geschieht. Ein Kind mit Autismus orientiert sich vorwiegend an seiner Innenwelt, seiner Wahrnehmung und seiner dinglichen Umgebung. Hier kommt eine wichtige Aussage von Martin Buber ins Spiel: „Der Mensch wird am Du zum Ich" (*Das dialogische Prinzip*, Heidelberg, 1979).

Wo kein *Du* wahrgenommen und Teil der eigenen Welt wird, wird auch kein *Ich* Teil der eigenen Wahrnehmung und der Welt. Aber aus was lebt dieser Mensch nun? Es ist mir bewusst, dass ein Mensch, der seit er denken kann, immer bewusst ein Ich (Person) war, dass ein solcher Mensch sich nicht vorstellen kann, in einem „Ich-freien" Zustand zu leben. Was ist jemand, der kein Ich ist? Denken Sie an einen Säugling. Säuglinge erleben sich nicht als „Ich", was sie ja so unglaublich offen macht. Es ist natürlich nicht so, dass der Mensch mit Autismus kein Ich hat. Da sich der Mensch mit Autismus aber symbiotisch in seiner Umgebung befindet, kann sich das Ich nicht „ablösen" und so nicht eigenständig, nicht bewusst werden. Es bleibt im Zustand der Beziehung zur Natur. Es bleibt in der außersprachlichen Sphäre. Da sich das Erkennen der Dinge (Es-Welt) erst nach dem Erkennen des Ichs (Ich – Du) entwickelt – übrigens nicht nur in der biografischen Entwicklung des Kindes, sondern auch im Laufe der Menschheitsentwicklung –, kann die Behauptung, Menschen mit Autismus würden Mitmenschen wie Gegenstände betrachten, nicht stimmen. Die Problematik liegt wahrscheinlich eher darin, dass das *Ich-Bewusstsein* des Menschen mit Autismus durch die permanente Notwendigkeit, sich absichern und stabilisieren zu müssen, so sehr auf diese Dinge konzentriert und darin „gefangen" ist, dass er sich nicht bewusst am Du zum Ich entwickeln kann.

Was passiert nun in dieser Zeit mit dem Kind, das sich jetzt als eigenständige Person (Selbst), mit einem eigenen Körper wahrnehmen sollte, dies aber nicht kann? Was geschieht mit einer sich verändernden Körperwahrnehmung, die nicht als *mein* Körper empfunden werden kann, da „mein" an ein Bewusstsein von Ich gebunden ist? Dies tatsächlich nachempfinden zu können ist bestimmt nicht einfach, da Menschen ohne Autismus in ihrem gewohnten Alltag kaum die Möglichkeit haben eine solche Erfahrung zu machen. Dies kann sich aber verändern, wenn ein Mensch zum Beispiel an einer Demenz erkrankt. Als Säugling haben aber auch Sie so gefühlt. Ich will damit nicht sagen, dass Menschen mit Autismus wie Säuglinge sind, denn schon als Säuglinge waren sie anders. Aber zu verstehen, was hier gemeint ist, kann Ihnen das vollkommene Verständnis für Autismus eröffnen. Dies in seiner ganzen Tragweite zu verstehen, braucht vielleicht Zeit. Bei mir hat es beinahe fünfzig Jahre gedauert, all das zu begreifen und benennen zu können. Dabei haben mir die Fragen von Menschen ohne Autismus geholfen, denn nur durch diese Fragen habe ich mir selbst die richtigen Fragen stellen können, da mir ein Bewusstsein für Autismus wegen der oben beschriebenen Schwierigkeiten, mich selbst und meine Situation wahrzunehmen und zu begreifen, ja vollkommen gefehlt hat.

Identifiziert habe ich mich aber auf eine andere Art, diese war und ist aber nicht an eine bestimmte persönliche Form gebunden. Vielmehr „identifiziere" ich mich mit dem, was gerade eben ist, wie ich fühle, denke, empfinde und wahrnehme. Diese Art der Identifikation ist höchst „fragil". Ich identifiziere mich mit der Lebendigkeit und nicht mit einer Vorstellung über mich selbst. Ich fühle mich als „Seele" und nicht als Person. Ich fühle mich oft zeit-, und körperlos und nicht an Zeit und Raum gebunden. Ich fühle mich aber nicht abgehoben, sondern als integraler Teil der Erde und der Natur. Ich fühle mich als Ausdruck dieser Erde, nicht aber als Ausdruck von Familie, Kultur und Gesellschaft. Ich kenne keine Abstraktion meiner selbst. Ich kann nur so sein, wie ich bin. All das ist meine autistische Wahrnehmung, es ist schlicht und einfach *Sein*, ungeschönt, unverändert und roh. Natürlich habe ich in fünfzig Jahren viel gelernt und mein „angepasstes" Verhalten lässt kaum noch Vermutungen zu, was sich darunter verbirgt. Es sei denn, mein fragiles Gleichgewicht kommt ins Wanken.

Wie wichtig die Umwelt, die Natur und Mitmenschen für Menschen mit Autismus sind, kann gar nicht genug betont werden. Haben wir uns einmal stabilisiert, dann werden wir sozusagen zu leeren Hüllen. Sind wir aber in der Natur, so ist es pure Fülle. Unter Menschen *werden* wir erst durch das Ichbewusstsein der Menschen, die uns umgeben, selber zu Ich-Wesen, auch wenn wir uns dieses Ich jeweils nur *leihen*. Damit wird auch offensichtlich, dass der Schmerz der Eltern über mein So-sein, meinen eigenen Schmerz noch verstärkt, oder sogar meinen eigenen Schmerz erst hervorruft! Wir leben in den Gedanken und Gefühlen unserer Mitmenschen, ohne dass wir eine Grenze zwischen Ich und Du ziehen. Wir leben in Symbiose mit der Welt, die uns umgibt. Was für ein unvorstellbarer Widerspruch zum Geist unserer Zeit, zu dieser Ichbezogenheit, zu Körperkult, Selbstoptimierung, zu Statusstreben, Selbstdarstellung, Selbstverwirklichung und zur Fixierung auf Selbstbestimmung.

Wer hätte gedacht, dass es vielleicht gerade Menschen mit Autismus sind, die hier einen Ausgleich schaffen, der die Zerstörung dieser wunderschönen Welt durch die Maßlosigkeit der westlichen Zivilisation noch verhindern kann? (Greta Thunberg würde mir wohl zustimmen.)

Als Mensch mit Autismus lernte ich, mich nicht mit meinem Verhalten, meinem Körper, meinem Wissen und so weiter zu identifizieren, was Menschen ohne Autismus oft nicht gelingt, da sie mit ihrem Körper, Wissen, Status identifiziert sind.

Eine der Schwierigkeiten von Menschen mit Autismus liegt auch darin, nicht den eigenen Vorstellungen entsprechen zu müssen, wohl aber den Vorstellungen anderer. Da sie sich selbst nicht oder nur bedingt selbst wahrnehmen, können sie Autismus eigentlich überhaupt nicht beschreiben, da es ihr ganz normaler Seinszustand ist. Solche Menschen neigen dann dazu, Autismus genauso zu beschreiben, wie er in jedem Buch nachzulesen ist. Das ist jedoch nicht das *Wesen* des Autismus, sondern es sind die Symptome von Autismus und nicht selten auch Interpretationen. Themen wie Blickkontakt, soziale Schwierigkeiten, fehlende Empathie und Ähnliches. Vielleicht ist dies ein Grund, warum wir in vielen Fragen bezüglich des Autismus nicht weiterkommen. Erst seit ich in der Beratung arbeite, bin ich aufgefordert, Autismus von außen zu betrachten und zu verstehen. Ich sehe meine Aufgabe darin, Menschen ohne Autismus den Autismus verständlich zu machen, nicht darin, nur auf die Symptome hinzuweisen, sondern auf das, was dahinterstecken könnte. Nur so können auch Veränderungen sinnvoll und nicht nach dem Zufallsprinzip geschehen nach dem Motto: „Wir können ja mal dieses oder jenes versuchen, und wenn wir Glück haben, bewirkt es vielleicht eine Verbesserung der Situation".

Unser Sein ist sehr fragil, wir werden und vergehen im Kommen und Gehen der Menschen, die uns begleiten und die für uns nicht selten *alles* bedeuten, auch wenn wir nicht fähig sind, unsere tiefe Verbundenheit zu zeigen. Wir werden und vergehen aber auch in den Meinungen und Glaubenssätzen, die andere Menschen von uns haben. Diese können uns fördern oder das Leben erschweren. Werden wir als Wesen ohne Empathie, Humor und Phantasie beschrieben, dann fördert das unsere Entwicklung nicht.

Vielleicht wird mit diesem Hintergrundwissen verständlich, wie wichtig es für Betroffene ist, dass die begleitenden Menschen in ihrer Nähe ihre eigenen Gedanken und Gefühle kontrollieren können. Wie sehr wir von Euren Gedanken und Eurer Haltung zu uns abhängen und wie sehr wir darauf reagieren, ist für Euch kaum vorstellbar. Und ebenso verhält es sich mit Euren Gefühlen. Viele unerwünschte Verhaltensweisen kommen zustande, weil jemand Gedanken und Gefühle uns gegenüber hat, die uns verunsichern oder verwirren. Unser Selbstgefühl ist Teil von Euch und sogar das, was wir denken und sagen, bezeichnen wir meist nicht als *„unsere"* Gedanken. Es ist nicht so, dass uns die Empathie fehlt, ganz im

Gegenteil: Wir leben in einem empathischen Raum, der unsere Umwelt ist und Regungen in uns verursacht, ohne dass sich ein Ego dazwischen stellen kann. Wir Menschen mit Autismus sind Resonanzkörper der Welt, die uns umgibt.

Jetzt könnte eingewendet werden, dass ein solcher Mensch ja kein eigenständiges Leben führt und dann auch antrainiertes Verhalten in Ordnung wäre. Sicher, das könnte man. Aber es ist wohl kaum zu übersehen, dass jeder Mensch mit Autismus trotzdem wieder ganz eigen ist. Ein solcher Mensch führt ja nicht nur ein symbiotisches Leben. Es ist da immer auch sein eigenes Wesen, das im Austausch steht mit dem, was von außen kommt.

Bei mir hat eine intensive Phase des Dialogs mit der Natur zu einer ersten Ahnung von „da innen (Ich)" und „da außen (Du)" geführt. Die Voraussetzung einer „nicht störenden Umwelt" könnte einen solchen Prozess erleichtern, damit ich das Außen nicht als etwas erlebe, vor dem ich mich schützen muss. Außen soll zu einem vertrauten Raum werden, in dem ich angenommen bin und sein darf, wie ich bin. Eine solche Entwicklung kann zwar nicht von außen *gemacht* werden, aber der äußere Raum – und dazu zählt auch die Haltung der Menschen – kann so gestaltet werden, dass ich mich darin möglichst entspannen und wohlfühlen kann. So können wir von außen dazu beitragen, dass ein Mensch mit Autismus sein Selbst eher entdecken kann.

Menschen mit Autismus reagieren äußerst empfindlich auf Druck. Schon die nur allzu verständliche Hoffnung von Eltern, ihr Kind möge sich eines Tages so weit entwickeln, dass es ein eigenständiges, erfülltes Leben führen kann, ist für Betroffene vielleicht bereits ein unerträglicher Druck und somit für die eigene Entwicklung hemmend. Sogar schon die *Angst* der Eltern, sie könnten durch ihre Hoffnung Druck ausüben, kann von Betroffenen als Druck empfunden werden. Am wichtigsten ist es, dass Eltern oder Begleitperson sich der eigenen Gefühle und Gedanken möglichst bewusst sind und Ihre Gefühle so annehmen, wie sie sind. Das ist Authentizität. Wenn die Bezugspersonen sich ihrer eigenen Stimmungen bewusst sind und dazu stehen, nimmt das bei Menschen mit Autismus bereits den Druck weg, den sie sonst durch diese Gedanken und Gefühle erleben.

Kommunikation und Sprache bei Menschen mit Autismus

Viele Menschen mit frühkindlichem Autismus sprechen nie, wenig, immer über dieselben Dinge oder haben andere Sprachauffälligkeiten. Sprache verstehen ist das eine, Sprache anwenden das andere. Wer sinnvoll kommunizieren will, braucht einen gemeinsamen Verständnis- oder Begriffsraum. Also eine gemeinsame Vorstellung von der Welt und den Dingen, die wir als Kind unter anderem mittels Nachahmung gelernt haben. Es impliziert aber auch eine Vorstellung von sich selbst und damit verbunden das Bewusstsein, dass ein anderer Mensch auch andere Gedanken, Meinungen und Gefühle haben kann als ich selbst. Wenn wir uns das bisher Besprochene in Erinnerung rufen, dann können wir leicht erkennen, dass ein Teil der Schwierigkeit, Sprache sinnvoll anzuwenden, für Menschen mit Autismus hier liegen muss. Ein anderer Teil der Schwierigkeit liegt aber im Sprechen selbst. Wenn ich meinen Körper, und dazu gehört auch meine Stimme, nicht als „mein“ bezeichnen kann – und wie Sie wissen, setzt „mein“ ein Ich-Bewusstsein voraus –, dann kann es sein, dass mir meine Stimme als etwas Fremdes und vielleicht Furchteinflößendes erscheint. Für viele von uns Menschen mit Autismus ist es auch schwierig, die Lautstärke zu regulieren, wir sind zu laut oder zu leise. Die dritte Schwierigkeit in Bezug auf Sprache ist die, Gedanken und Gefühle in Worte fassen zu können. Zuerst einmal muss ich mir meiner Gefühle und Gedanken bewusst werden, (*ich* denke ... *ich* fühle ...), dann muss ich sie unterscheiden können (Analyse), um sie schließlich mit Worten zu beschreiben. Dass diese Aufgabe für viele Menschen mit Autismus beinahe unmöglich ist, liegt auf der Hand. Wichtig ist zu erkennen, dass dies nicht bedeutet, keine Gedanken und Gefühle zu haben.

Es fällt Ihnen vielleicht schwer, sich vorzustellen, was es für einen Menschen mit Autismus und all den bisher erwähnten Eigenheiten bedeutet, sprechen zu lernen und mit Sprache sinnvoll zu kommunizieren. Unter den gegebenen Voraussetzungen ist eine solche Entwicklung eine kognitive Höchstleistung. Daher ist es auch nicht verwunderlich, wenn manche Menschen mit frühkindlichem Autismus, denen der Schritt zum Umgang mit Sprache gelingt, bei so genannten IQ-Tests gewöhnlich weit über dem Bevölkerungsdurchschnitt liegen.

Menschen mit Autismus benutzen Kommunikation dazu, Informationen entgegenzunehmen oder sachbezogen und aufrichtig weiterzugeben. Und dies auf möglichst einfachem, direktem und verständlichem Weg, ohne Floskeln und Smalltalk. Manche sprachlichen Umgangsformen, die in der Gesellschaft üblich sind, kennen Menschen mit Autismus nicht. Dazu gehören etwa Übertreibungen, Halbwahrheiten, „etwas durch die Blume" zu sagen oder andere mit meinen Worten beeinflussen und manipulieren zu wollen. Alle diese Dinge sind Menschen mit Autismus fremd, da sie Fähigkeiten voraussetzen, die diese Menschen nicht zur Verfügung haben. Menschen *ohne* Autismus praktizieren eine andere Form der Kommunikation. Oder was wir oft in der politischen Rhetorik zugespitzt finden: Ihr Reden will nicht in erster Linie einen Sachverhalt vermitteln, sondern soll dazu beitragen, die Dinge so zu vermitteln, wie sie sich diese wünschen und nicht so, wie sie sind. Ihr Gegenüber soll die Dinge auf ihre Weise wahrnehmen (Manipulation), und sie wollen andere Menschen davon überzeugen, dass sie Recht haben.

Oft gehen Menschen ohne Autismus unbewusst davon aus, dass auch der Mensch mit Autismus andere Absichten in seinen Äußerungen verbirgt als die, welche er äußert. Daher sind viele Menschen von der direkten Art der von Autismus Betroffenen zuerst einmal verunsichert (vor den Kopf gestoßen) und glauben, sie hätten es hier mit einer besonders perfiden Art von Manipulation zu tun. Für mich ist es dann erschreckend zu sehen, wie wenig diese Menschen davon ausgehen, dass Worte wahr gemeint sein könnten.

Die Entwicklung eigener Gedanken beruht auf selbst erlebten Erfahrungen. Wir glauben immer, wir seien die Urheber unserer Gedanken, doch stimmt das nicht ganz. Wir *formulieren* zwar unsere Gedanken beim Schreiben und Sprechen, doch diese Gedanken entstehen in der Interaktion mit anderen Menschen und sind geprägt von der Art, wie wir die Welt erleben.

Chronos und Kairos oder Quantität und Qualität der Zeit

Was haben Zeit und Impulskontrolle miteinander zu tun? Und wie passen fehlende Impulskontrolle einerseits und Handlungsblockaden andererseits zusammen? Autismus steckt voll von scheinbaren Widersprüchen, was das Verständnis dieses Phänomens beträchtlich erschwert.

Um ein Gefühl für Zeit entwickeln zu können, brauchen wir eine Instanz in uns, die uns Kontinuität erleben lässt. Diese Instanz ist das Ich oder das Selbst. Auch wenn ich am Abend schlafen gehe und während der Nacht in einem unbewussten Zustand bin, so bin ich doch fähig, am Morgen eine gefühlte Verbindung zum Gestern herzustellen. *Ich bleibe die Einheit, die ich gestern war.* Ich vermute, dass sich das bei Menschen ohne Autismus so verhält, weil sie fähig sind, sich mit ihrem Ich und mit den Dingen zu identifizieren, die sie selber und die andere über sie denken. Für mich gab es keine solche Seins-Kontinuität; und wenn ich abends ins Bett ging, wollte ich das Einschlafen verhindern, weil ich ahnte, dass ich am nächsten Morgen nicht mehr ans Heute anknüpfen kann. Dies war sehr schwierig für mich. Ich konnte mich zwar an Dinge von gestern erinnern, diese fühlten sich aber an, als hätte sie ein anderer Mensch erlebt. Es war ein Gefühl tiefster Entfremdung und ich hatte keine Möglichkeit, mich als derselbe Mensch zu fühlen, der ich gestern war. Deshalb übte ich mich darin, beim Einschlafen das Bewusstsein nicht zu verlieren. Dies gelang mir aber erst als junge Erwachsene. Aber auch das war nicht wirklich die Lösung, weil anschließend zwar mein Körper erholt war, nicht aber mein Geist, was sehr kräftezehrend war. Lange konnte ich diese Praxis deshalb nicht durchhalten, weil sich daraus weitere Probleme ergaben. Die Entfremdung geschah nun, weil ich mich in verschiedenen „Bewusstseinswelten" bewegte, die auch nicht so einfach miteinander in Beziehung zu bringen waren.

Vermutlich erleben Menschen mit sehr schwerem Autismus mehrmals täglich Situationen, die sie nicht miteinander verbinden können. So wird ihr Dasein zu einem Stückwerk aus einzelnen Fragmenten. Eine sehr belastende Erfahrung!

Auch wenn Sie das an Beschreibungen psychischer Krankheiten erinnern mag, besteht doch kein Zusammenhang damit. Zwar halten sich solche veralteten Vorstellungen von Autismus als psychische Erkrankung teilweise hartnäckig, doch hat die Wissenschaft längst aufgezeigt, dass Autismus und Schizophrenie in keinem direkten Zusammenhang stehen. Die für den Autismus typische Art der Wahrnehmung ist eine Folge der fehlenden Selbst-Wahrnehmung und nicht von Krankheit. Schizophrenie dagegen entsteht meist viel später, oft in der Adoleszenz, während Autismus von Geburt an und vermutlich sogar schon im Fötus angelegt ist. Weitere Unterschiede sind, dass Menschen, die an Schizophrenie erkrankt sind, Halluzinationen haben, während solche beim Autismus nicht auftreten.

Eine gefühlte Kontinuität und damit ein Gefühl für Zeit ist also an das Ich-Bewusstsein gebunden; davon gehe ich zumindest aus. Wenn jetzt von Impulskontrolle die Rede ist, dann erkläre ich es so: Wenn ich ein Ich-Bewusstsein und somit Seins-Kontinuität habe, dann habe ich auch Zeit, mir die Dinge, welche einen Impuls in mir auslösen, innerlich „aufzubewahren“ und muss nicht gleich handeln. Habe ich aber Autismus, dann kann ich mir diese Dinge nicht bewahren, sie sind so flüchtig wie ein Morgennebel, der im nächsten Sonnenstrahl vergeht. Es ist so, als gäbe es kein Danach. Tue ich die Dinge nicht genau im Moment ihres „Auftauchens“, sind sie in meiner Wahrnehmung für immer verloren. Und genau hier liegt die Schwierigkeit der Impulskontrolle. Ohne eine gefühlte Kontinuität ist das Kontrollieren von Impulsen beinahe unmöglich. Nehmen wir wieder das Beispiel des neugeborenen Kindes: Wenn ein Säugling Hunger hat, beginnt er *im gleichen Moment* zu schreien. Weshalb? – Weil Kinder erst dann lernen zu warten, wenn sie sich als Kontinuität wahrnehmen können, also wenn sie *ich* zu sich selbst sagen. Impulskontrolle ist daher direkt an die Wahrnehmung des Ichs gebunden. Anders ausgedrückt könnte es so beschrieben werden: Menschen ohne Autismus leben in ihrer gefühlten Zeit-Kontinuität, im *Chronos (Quantität)*. Menschen mit Autismus leben im Moment (einer Entscheidung/Handlung), das heißt im *Kairos (Qualität)*.

Das andere Phänomen, das nicht direkt mit der Zeit, aber mit der Selbstwahrnehmung zu tun hat, ist der „gehemmte“ Impuls. Ich gebe Ihnen ein Beispiel: Bevor mein Mann am Morgen zur Arbeit ging, bat er mich, die Küche aufzuräumen und die Wäsche zu waschen. Als er am Abend nach Hause kam, saß ich immer noch schaukelnd auf dem Sofa und alles war wie am Morgen. (Die Ehe hat nicht lange gehalten …). Was war da los? Wenn mein Mann das Haus verließ, gab es in diesem Haus keine Seins-Kontinuität mehr und ich wurde unfähig, eine Handlung auszuführen, da ich mir sein *Ich* nicht mehr *leihen* konnte (fehlende Selbstwahrnehmung = fehlende Handlungskompetenz). Handlungskompetenz habe ich mir in vielen Jahrzehnten selbst beigebracht, indem ich bei einer komplexen Handlung mit einem Detail begann und so in einen Handlungsablauf kam. War der Auftrag etwa das Reinigen des Bades, dann habe ich zuerst einmal die Seifenschale geputzt und mich so durch alle einzelnen Bereiche gearbeitet, bis das Bad sauber war. Es hat Jahrzehnte gedauert, diese Dinge zu lernen.

Gehemmte Impulse kommen oft von „außen", das heißt, wenn uns etwas aufgetragen oder wenn etwas Bestimmtes von uns erwartet wird, zum Beispiel die Zähne zu putzen. Man könnte es vielleicht so sagen: Was von innen kommt, kann sich unmittelbar ausdrücken, während das, was von außen kommt, oft zu keiner oder zu einer verzögerten Reaktion führt. Warum ist das so? – Wir haben weiter oben gesehen, dass ein Kind mit Autismus sich von Anfang an ganz auf seine Innenwelt konzentrieren muss, um nicht zu *verschwinden*. Dieses Kind hat gelernt, dass die Außenwelt dazu beitragen kann, seine Selbststabilisierung zu erschweren oder zu stören. Auch solche Lernmuster bilden neuronale Bahnen, die ein Leben lang Bestand haben können! Dazu kommt, dass Anweisungen oder Aufgaben zum Teil nicht verstanden werden, weil sie keine Rücksicht auf die Denkweise von Menschen mit Autismus nehmen und daher ein Bezug fehlt. Ein weiteres Problem ist auch hier wieder die Selbstwahrnehmung. Wenn ich mich in meinem Körper nicht wahrnehmen kann, dann bin ich auch nicht imstande, ihm „Handlungsanweisungen" zu geben, denn auch diese benötigen eine steuernde „Ich-Zentrale". Sie sehen also, dass sinnvolles Handeln für Menschen mit Autismus eine schier unlösbare Herausforderung sein kann. Damit ist auch die Frage beantwortet, warum manche Kinder mit Autismus sich die Hand eines anderen Menschen „leihen", um beispielsweise essen zu können. Alles, was ein solches Kind bewusst ausführen muss, also vorgegebene Handlungsabläufe (bewusster Impuls/Chronos), sind sehr schwierig zu tun, während alles, was von innen heraus kommt (unbewusster Impuls/Kairos), leichtfällt. So kann ein Kind ein und dieselbe Handlung in unterschiedlichen Situationen einmal ausführen und das andere Mal nicht. Von außen betrachtet ist das vollkommen unverständlich und es wird schnell vermutet, das Kind sei faul oder bequem, weil es etwas, was es scheinbar kann, einfach nicht tut.

Autismus und Erinnerung

Als meine Diplomprüfung an der höheren Fachschule für Sozialpädagogik näherkam, sagte eine Kollegin zu mir: „Oh je, jetzt müssen wir den ganzen Schulstoff der letzten drei Jahre büffeln". Ich gab zur Antwort: „Aber den hatten wir doch schon." Andererseits hatte ich im dritten Studienjahr immer noch Mühe, die Klassenkameraden zu erkennen und voneinander unterscheiden zu können ...

So ist ein weiterer scheinbarer Widerspruch der, dass Menschen mit Autismus manche Dinge gleich wieder vergessen, während andere Erinnerungen photographisch sind und auch noch Jahre später haargenau beschrieben werden können. Dazu gehört auch das Phänomen, ganze Texte von Filmen oder Lexika auswendig zu können. Die Erklärung dafür ist die: Alles was ein „Ich" voraussetzt, um es zu begreifen, hinterlässt nur bedingt eine Erinnerung, wenn das Ich-Bewusstsein fehlt oder geschwächt ist. Zudem ist es für manche Menschen mit Autismus schwierig, Dinge zu behalten, die nicht bildhaft gespeichert werden können.

Ich bin keine Neurobiologin und alle meine Erklärungen gründen auf meinen eigenen Beobachtungen mit Autismus. Ihre Aussagekraft beschränkt sich also auf die betroffenen Menschen und erhebt nicht den Anspruch, wissenschaftlich zu sein. Jeder Mensch identifiziert sich mit etwas, in der Regel ist es das Ich oder Selbst, der eigene Körper, die Familie, Kultur, Religion und so weiter. Menschen mit Autismus funktionieren hier anders. Da sie sich weniger mit sich selbst und ihrem sozialen Umfeld identifizieren können, tun sie dies oft auf andere Weise: Sie „identifizieren“ sich mit ihren Interessen oder mit Dingen, die ihnen ein gutes und stabiles Gefühl geben. Allerdings ist es weniger ein Identifizieren, als eher ein „sich darin befinden“. So wie andere Menschen nie das „Wissen“ um sich selbst verlieren, so verlieren Menschen mit Autismus nie das „Wissen“, das ihnen eine *Kontinuität der Dinge* gibt, und seien es Tausende von botanischen Namen. Es ist beinahe so, als würde der Mensch mit Autismus seine Innen- und Außenwelt in ein bestimmtes Verhältnis zueinander stellen wollen, was dann so etwas wie seine eigene „Weltordnung“ darstellt. Daher ist es auch so schlimm, wenn jemand Unordnung in diese „Weltordnung“ bringt.

Damit kann auch eine Aussage von Temple Grandin sehr gut nachvollzogen werden: „Ich fühle und denke wie eine Kuh“. Jeder andere Wissenschaftler würde sagen: „Ich interessiere mich für Kühe“ oder „Ich studiere Kühe“. Aber Menschen mit Autismus haben keine *Interessen* – was wörtlich *zwischen den Dingen sein* bedeutet – sondern sie leben symbiotisch mit den Dingen, die ihnen am Herzen liegen, sie werden eins mit ihnen. Im Tao te King sagt Lao Tzu: „Ich weiß, dass ich die Dinge nicht so sehe, wie sie sind. – Ich sehe die Dinge so, wie ich bin“. Er ist also nicht autistisch.

Auch die Frage, warum Übergänge oft so viel Stress verursachen, ist unter dem Aspekt der Seins-Kontinuität leicht zu erklären. Der Mensch mit Autismus neigt dazu, die Umgebung, in der er sich gerade befindet, als seine „neue“ oder „momentane“ Weltordnung wahrzunehmen und will diese so gut es geht bewahren, weil er dies braucht, um nicht gleich die Flucht ergreifen zu müssen, falls ihm das nicht gelingen sollte.

Dieser Mensch ist ein wahrer „Überlebenskünstler“, auch wenn von außen betrachtet eher das Gegenteil der Fall zu sein scheint. Denn – wie schon erwähnt – muss sich ein Mensch mit Autismus *seine Welt* täglich neu erklären und diese für sich manifestieren, wenigstens für diesen einen Tag (manchmal auch nur für einen Moment). Leider gelingt ihm das aber oft nicht und dann erlebt er an diesem Tag einige tiefgreifende Überlebenskrisen, wo das Sein im Nichts zu verschwinden droht. Übergänge können *„Weltordnung-vernichtend“* sein, da sich dieser Mensch im nächsten Moment bereits in einer anderen Welt mit anderen Erwartungen und Vorgaben befindet. Sie können sich bestimmt vorstellen, wie anstrengend manche Tage sein müssen, wenn jemand seine Welt x-mal „neu erschaffen“, und sich darin „neu einrichten“ muss! Dann drohen ihm nämlich die innerlich stabilisierten Anteile im „Chaos der Außenwelt“ immer wieder verloren zu gehen.

Was kann bei dieser Schwierigkeit helfen? – Sehr viele Menschen mit Autismus haben einen innigen und tiefen Bezug zur Natur. Die Jahreszeiten, die an den Pflanzen sichtbar werden, das Wachsen der Pflanzen und die Tiere mit ihrer klaren Kommunikation. Und hilfreich ist vor allem auch die Beziehung zu anderen Menschen, obgleich das paradox erscheint. Beziehungen werden bei Menschen mit Autismus leider oft ausgeklammert, da ihr Verhalten den Eindruck erweckt, sie seien unerwünscht. Auf dieses Thema werde ich später noch ausführlicher eingehen.

Die Jahreszeiten können ohne Worte und ohne Uhr beobachtet, erlebt und somit nachvollzogen werden. Die Jahreszeiten haben auf mich noch heute eine tief beruhigende Wirkung. Als Kind wollte ich immer draußen sein. Im Haus fühlte ich mich von der Welt abgeschnitten, denn es war für mich existenziell, immer den Himmel sehen zu können. Deshalb durften auch nachts die Läden nicht geschlossen werden, da ich mich sonst augenblicklich in einem Gefängnis ohne Zeit befand, in einem Zustand ohne ein Morgen. War der Himmel bedeckt, dann fühlte ich mich oft krank und schwach. Und das ist heute noch so. Ich brauchte den Blick in den Himmel und zu den Sternen, um leben zu können. *Dort irgendwo ahnte ich meine eigene Welt und Heimat.* Meine Vorstellung von einem Zusammenleben mit Menschen entsprachen deshalb jenen, die ich in Filmen über sogenannte Ur- und Naturvölker sehen konnte. Diese Menschen hatten sinnvolle Regeln und Übergänge, waren geprägt von den Tages- und Jahreszeiten, die nicht so unvermittelt und abrupt erfolgten wie bei uns. In einer solchen Gemeinschaft würde ein großer Teil von Menschen mit Autismus nicht als andersartig auffallen.

An dieser Stelle möchte ich noch auf ein interessantes Phänomen hinweisen: Menschen mit Kanner Autismus erlebe ich, wie oben beschrieben, immer wieder als sehr naturverbunden. Asperger Betroffene hingegen haben sehr oft einen Zugang zu digitalen Welten und scheinen manchmal in ihrer Denkweise eins mit dieser Technik zu sein. Es ist, als kämen „Kanner Menschen" aus einer längst vergangenen Zeit, während „Asperger Menschen" der Zeit voraus zu sein scheinen. Diese Wesensunterschiede sind auch in anderen Lebensbereichen der beiden Formen zu beobachten, zum Beispiel in der Art, wie Beziehungen gelebt werden. Während man vielleicht denken könnte, Menschen mit Kanner Autismus seien schwerer beeinträchtigt und hätten somit auch mehr Probleme mit Nähe, ist es gerade umgekehrt. Menschen mit Asperger Autismus scheinen in dieser Hinsicht oft größere Schwierigkeiten zu haben.

Was sind Gefühle?

Ein weiterer wesentlicher Aspekt ist das Thema Autismus und das Verständnis für die Bedürfnisse unserer nicht-autistischen Mitmenschen. Die meisten Probleme zwischen Menschen mit und ohne Autismus entstehen wahrscheinlich hier. Nach allem, was wir bis jetzt gehört haben, können wir diese Schwierigkeiten relativ einfach nachvollziehen. Grundsätzlich leben wir in unterschiedlichen *„Selbst-Verständnis-Räumen"* und es ist wichtig zu verstehen, dass auch ein Mensch, der über kein *Ich-Bewusstsein* zur *Selbstidentifikation* verfügt, menschliche Gefühle und Bedürfnisse hat. Wer das nicht weiß, sieht die Phänomene nur von außen und kommt zwangsläufig zu falschen Schlüssen, die auf falsch interpretierten „Symptomen" und Begriffen gründen. Aber auch unklare Eigenwahrnehmung dürfte dazu beitragen und zur Annahme verleiten, Menschen mit Autismus hätten keine Empathie.

Unter dem Begriff „Empathie" werden verschiedene Dinge verstanden, die aber nicht alle das Gleiche bedeuten. Ich nenne nur drei Bereiche, die hier von Bedeutung sind.

- Emotionale Empathie: Hier handelt es sich um Mitgefühl, das heißt, die Fähigkeit, das Gleiche empfinden zu können wie andere Menschen.
- Kognitive Empathie: Die Fähigkeit, Gedanken und Absichten anderer Menschen zu erkennen, zu verstehen und daraus Schlussfolgerungen zu ziehen.

Die Basis der „Theory of Mind", wie sie im Zusammenhang mit Autismus immer wieder zur Sprache kommt, ist hier begründet.

- Soziale Empathie: Die Fähigkeit, komplexe soziale Systeme von Menschen unterschiedlicher Kulturen, Charaktereigenschaften und Werthaltungen zu verstehen, um mit ihnen zu kommunizieren.

Wie Sie bereits jetzt erkennen können, ist der „Befund", Menschen mit Autismus hätten keine Empathie, sehr undifferenziert. Einem Menschen mit Autismus mangelt es nicht an sozialer Empathie, aber seine *Werthaltung* ist eine andere. Dass dagegen viele Menschen ohne Autismus mit der *sozialen Empathie* weltweit große Mühe haben, brauche ich nicht weiter zu erläutern.

Wir kommen immer wieder zum gleichen Punkt: Wie kann es gelingen, einen gemeinsamen Verständnisraum zu schaffen, wenn die Selbstwahrnehmung diametral verschieden ist? Denn die Grundlage der Empathie ist zunächst einmal die Selbstwahrnehmung.

Wie werden empathische Gefühle vom Menschen mit Autismus wahrgenommen? Können diese Menschen Trauer und Mitgefühl wahrnehmen? Ja, das können sie und es ist ganz einfach: Trauer wird als Trauer und Mitgefühl als Mitgefühl wahrgenommen. Aber eben als *Gefühl*, was nicht unbedingt heißt, dass es dazu das entsprechende *Wort* und die entsprechende *Geste* gibt. Zudem können es auch andere *Situationen* sein, die bei ihnen solche Gefühle auslösen. Wenn jemand zum Beispiel traurig ist, weil er an einem Wettbewerb nicht den ersten Preis gewonnen hat (Ego), dann kann der Mensch mit Autismus diese Trauer wahrscheinlich nicht nachvollziehen. Viel bleibt mir hier nicht zu sagen. Es geht wahrscheinlich darum, die Fähigkeit der sozialen Empathie auf beiden Seiten zu stärken. Dies geschieht aber bis jetzt vor allem einseitig, denn Menschen ohne Autismus haben die „Angewohnheit" ihre Welt als die *richtige* Welt zu sehen und ihre Gefühle sowie die in ihren Augen dazu passende Ausdrucksweise als die *richtige* zu bezeichnen. Wir Menschen mit Autismus leben aber unser ganzes Leben in einem komplexen sozialen System, das nicht unserer eigenen „Kultur" entspricht und üben uns daher zwangsläufig tagtäglich in sozialer Empathie.

Was hat es nun aber mit der kognitiven Empathie auf sich? Was bedeutet eigentlich Theory of Mind in Bezug auf Menschen mit Autismus? Eine Theorie des Mentalen bei anderen Menschen bilden zu können setzt voraus, absichtsvolles Handeln zu verstehen. Absichtsvolles Handeln setzt aber wiederum eine von anderen abgegrenzte Selbstwahrnehmung voraus. Dass Menschen mit Autismus hier einige Schwierigkeiten haben dürften, haben wir schon bei vorangegangenen Themen aufgezeigt. Es geht wirklich nicht um mangelndes Mitgefühl, sondern um die Schwierigkeit, sich in Gedanken und Absichten anderer Menschen hineinversetzen zu können sowie Gefühle voneinander unterscheiden und in Begriffe fassen zu können. Bei der Theory of Mind ist nicht in erster Linie das Gefühl angesprochen, sondern es geht darum, vorsätzliche Handlungen nachzuvollziehen und sich in diese hineinzudenken.

Lassen Sie mich dies an folgendem Beispiel erläutern. Die alten Ägypter verstanden ihr ganzes Leben als Vorbereitung auf den Tod. Das Ziel des Lebens war der Tod und was danach kam. Aus der heutigen Sicht können wir eine solche Haltung nicht verstehen. Ich vermute, Beerdigungen waren damals

Freudenfeste. Sind wir deshalb alle *zur Empathie unfähig*, wenn es uns nicht möglich ist, uns in diese Haltung hineinzudenken?

Temple Grandin erwähnt in ihrem Buch, *Ich bin die Anthropologin auf dem Mars*, sie könne zwischenmenschliche Gefühle nicht nachvollziehen. Im gleichen Buch beschreibt sie, wie sehr sie über die Art, wie Rinder gewöhnlich geschlachtet werden, erschüttert sei. Menschen dürften nicht auf diese Weise grausam handeln, da sie doch Menschen seien. Sie spricht von seelischem Schmerz. Solche Gefühle sind menschlich, auch wenn ich Mitgefühl mit einem Tier habe. Kein Löwe fragt sich, ob er die Gazelle nicht etwas humaner zur Strecke bringen kann, damit sie nicht leiden muss.

Ich vermute, dass Menschen mit Autismus kein Defizit an menschlichen oder zwischenmenschlichen Gefühlen haben, sondern ein Defizit an Selbstwahrnehmung. Dadurch können sie Gefühle teilweise nicht einordnen und reagieren bei Emotionen oft affektiv, was die Wahrnehmung der Emotion augenblicklich abschwächt. Emotionen *haben* ist das eine, Emotionen *aushalten* das andere, und sie einordnen und benennen können, was dann Fühlen bedeutet, ist noch einmal etwas anderes.

Aus meiner Erfahrung kann ich sagen, dass Gefühle genauso „lernbar" sind wie Worte. Nur weil ich intensive Gefühlsschulung betrieben habe, wurde es mir möglich, Menschen ohne Autismus zu verstehen. Bei Menschen mit Autismus fehlt also nicht das *Fühlen*, sondern das *Bewusstsein* von Gefühlen. Mitleid ist immer ein menschliches Gefühl, egal ob ich Mitleid mit einem Rind oder einem kaputtgegangenen Computer habe. Es gibt keine gängigen „Richtlinien", wie, wo und wann Emotionen wahrgenommen und verarbeitet werden, aber alle Menschen haben Emotionen und Gefühle.

Zusammenfassend können wir festhalten: *Emotionen* sind die unmittelbare Reaktion des Körpers auf Reize und sie verändern Herzschlag, Atmung, Muskeltonus et cetera. *Gefühle* bezeichnen unterschiedliche psychische Erfahrungen, die durch Begriffe wie Eifersucht, Glück, Freude, Mitleid und anderes mehr unterschieden werden.

Autismus und Beziehung

Einer der Kritikpunkte an Menschen mit Autismus lautet, sie seien nicht fähig, Beziehungen aufrechtzuerhalten, also schlicht *beziehungsunfähig*. Mein Vater, der ebenfalls von Autismus betroffen ist, pflegt zu sagen: „Auch ein Tritt von einem Esel ist Beziehung". Und wenn wir schon bei meinem Vater sind: Er ist seit über 60 Jahren verheiratet!

Mir scheint, dass beim Thema Autismus gerne Oberflächenbetrachtung betrieben wird und diese Beobachtungen dann verallgemeinert werden. Beschreibungen von Menschen mit Autismus sind oft undifferenziert.

Es ist bestimmt nicht einfach, einen Partner oder eine Partnerin zu finden, die mit der autistischen Art umgehen kann oder will. Aber wenn er oder sie jemanden gefunden hat, dann erweisen sich Menschen mit Autismus meist als sehr treue Partner. Doch Beziehung ist natürlich mehr als nur Paarbeziehung. Beziehung findet, wie gesagt, überall und bei allen Lebensformen statt. Es sind ja nicht nur Menschen, die Beziehungen eingehen, sondern auch Tiere, Pflanzen, Pilze und Mikroorganismen. Leben ist Beziehung, und alles was lebt, steht in Beziehung. Menschen mit Autismus sind davon ganz bestimmt nicht ausgenommen.

Wie Sie jetzt wahrscheinlich nachvollziehen können, gehen manche der Urteile über autistisches Verhalten von einer so genannten Normalität aus. Sie soll das Maß aller Dinge sein und alles, was dieser Normalität nicht entspricht, gilt als

„falsch" oder „pathologisch". Wenn dann eine in diesem Sinne „falsche" Beziehung mit Beziehungsunfähigkeit gleichgesetzt wird, scheint mir das nicht nur absurd, sondern auch respektlos gegenüber den betroffenen Menschen. Hier wird das Kind sprichwörtlich mit dem Bad ausgeschüttet.

Beziehung wird in einem Atemzug mit gegenseitiger Interaktion genannt. Es fragt sich aber auch beim Begriff „Gegenseitigkeit", wie wir ihn auslegen. Vielleicht gibt es ja Formen der Gegenseitigkeit, die nicht jeder beim ersten Hinsehen wahrnehmen kann. Oder können Sie zum Beispiel die Beziehung zwischen den Bäumen sehen? Der Mensch neigt dazu, für alles einen sichtbaren und verständlichen Beweis, eine Re-Aktion oder einen Effekt zu fordern. Ich habe oben geschildert, dass viele Menschen mit Autismus wie ein Resonanzkörper wirken. Eine Saite vermag keinen Klang zu erzeugen, wenn da kein Raum ist, der dem Schwingen der Saite zum Klang verhilft. Und so ist es auch mit der Beziehung zwischen Menschen.

Die Frage von Autismus und Beziehung möchte ich nun erst einmal so stehen lassen. Menschen, die mit von Autismus Betroffenen zusammenleben oder arbeiten, wissen um die tiefe und äußerst feine Form von Beziehung, zu der diese fähig sind.

Die Problematik mit dem „Spektrum Autismus“

Die „Breitband Diagnose“ ASS (Autismus Spektrum Störung) empfinde ich etwa so problematisch wie die Breitband-Antibiotika. Dafür gibt es triftige Gründe. Wie ich zu Beginn erwähnt habe, ist Autismus eine Symptom-Diagnose. Wie eine Diagnose benannt wird, ist an sich unwesentlich, doch für das *Verständnis* der Lebenswelt eines Menschen ist es von großer Bedeutung, was den Hintergrund von dessen Verhalten ausmacht. Wenn wir die Ursache eines Verhaltens nicht verstehen, können wir nur das Verhalten „korrigieren“, nicht aber die Ursache behandeln. Daher können wir erst dann sinnvolle Unterstützung anbieten, wenn wir Autismus verstehen. Keinem Arzt würde es in den Sinn kommen, bei einem Beinbruch lediglich ein Schmerzmittel zu verabreichen. Beim Autismus scheint dies aber durchaus praktikabel, und Kinder mit ähnlichen Symptomen bekommen dann eine den Symptomen entsprechende Behandlung oder Therapie. Ich habe als Hospitantin erlebt, wie Kinder, die aus Kriegsgebieten in die Schweiz kamen, als „Kinder mit Autismus“ behandelt wurden. Das Verhalten solcher Kinder hat mich irritiert und ich vermutete bei manchen von ihnen eine schwere Traumatisierung und nicht Autismus. Auch die Verwechslung von Autismus mit einer Borderline-Störung oder einer Psychose habe ich schon erlebt.

Die Phänomenologie bei frühkindlichem Autismus ist aber bei fast allen Kindern zuerst einmal sehr ähnlich. Das deutet eher darauf hin, dass auch die Ursache dieselbe ist. Kinder mit „erworbenem Autismus" müssten daher anders behandelt werden. Wir haben oben gesehen, dass Autismus, so wie ich ihn hier beschreibe, ab Geburt auftritt. Bei einer Gehirn- oder Hirnhautentzündung wird von Atypischem Autismus gesprochen, also Autismus der im Laufe der Kindheit (oder auch später) auftritt. Ich gehe davon aus, dass der Verlust von erworbener Sprache nicht mit fehlender Sprache gleichgesetzt werden kann, weil bereits die Erfahrung des Spracherwerbs stattgefunden hat. Da eine Diskussion über die aktuellen Ergebnisse der Neurowissenschaft in Bezug auf Autismus den Rahmen dieser Abhandlung sprengen würde, will ich auf diese Thematik nicht weiter eingehen. Aktuelle Forschungsergebnisse dazu finden sich aber in der Literatur und in Fachberichten.

Was den Begriff „Autismus" (griech. autos „selbst") in Bezug auf die damit bezeichneten Menschen anbelangt, finde ich die Bezeichnung sehr unglücklich gewählt, weil er das Gegenteil von ihrem wahren Befinden bedeutet: „Anidiotelismus" (von griech. anidiotelis *„selbstlos")* würde das Phänomen eher beschreiben. Zwei andere Begriffe wären auch *„Peripherismus"* oder *„Symbiotismus"*.

Haben nun alle Menschen mit Autismus das Gefühl, in einem autistischen Käfig oder in einem „Glaskasten" zu leben? Ich habe Ihnen die Verbundenheit mit der Natur geschildert, die viele Menschen mit Autismus teilen. Ein solches Lebensgefühl hat nichts mit einem Kerker zu tun. Ich komme noch einmal mit dem Beispiel des blind geborenen Kindes. Ein blind geborenes Kind lernt von allem Anfang an, mit seiner Blindheit zu leben. Ein Kind, das erst später im Leben erblindet, leidet wahrscheinlich erst einmal erheblich unter seiner neuen

Situation. So sehe ich das auch beim Autismus. Der viel zitierte Birger Sellin, ein Autor mit Autismus, der in den 1990er Jahren durch sein Buch *Ich will kein Inmich mehr sein* bekannt wurde, hat sich in den ersten zwei Lebensjahren anscheinend „normal" entwickelt. Die Veränderungen geschahen nach einer langen Krankheit um das zweite Lebensjahr herum. Je später ein solches Ereignis eintrifft, desto schwieriger muss es sein, mit der neuen „eigenen Welt" klarzukommen.

Ich erwähne das hier, weil es für die angemessene Begleitung in meinen Augen äußerst wichtig ist, dass wir den Hintergrund von Symptomen kennen. Je nachdem, was die Ursache ist, tauchen andere Probleme auf, und dies nicht nur in Bezug auf die Wahrnehmung, sondern auch auf der psychischen Ebene. Das sollte, wenn immer möglich, unbedingt beachtet werden. Ein traumatisiertes Kind oder ein Kind mit Hospitalismus ist *kein* autistisches Kind, auch wenn alle seine Symptome darauf hinzuweisen scheinen. Diese Kinder brauchen eine andere Therapie, die ihrem spezifischen Bedarf an Unterstützung gerecht wird.

Ein weiteres Problem sehe ich darin, dass Eltern in Bezug auf ihre Kinder sehr verunsichert und besorgt sind, wenn sie davon ausgehen, Autismus sei immer so schrecklich, wie es in manchen Büchern geschrieben steht. Ich will Autismus nicht schönreden, aber ich wünsche mir, dass der Blick auf diese Menschen weniger von Vorstellungen, Berichten und Filmen geprägt wird, sondern von persönlichen Erfahrungen *mit* diesen Menschen. Nur so können wir ihnen gerecht werden.

Zum Schluss dieses Kapitels möchte ich noch der Frage nachgehen, was der Unterschied zwischen einer Meinung und einer Haltung ist. Ich weiß nicht, ob es dazu eine Definition gibt. Da in meiner Sprachentwicklung zuerst die Dinge waren, lange bevor es dazu Worte gab, muss ich mir manchmal eine Definition kreieren, um mich orientieren zu können. Noch heute fertige ich mir gelegentlich Wortlisten für den Unterricht an, weil es vorkommen kann, dass mir das Wort zu etwas, das ich ganz klar vor mir sehe, einfach nicht in den Sinn kommt.

Zurück zum Thema *Meinung* und *Haltung:* Es hat mich sehr befremdet, als in einer Sendung über Greta Thunberg Passanten in verschiedenen Städten Deutschlands nach ihrer Meinung zu dieser jungen Frau befragt wurden. Alle Befragten hatten eine *Meinung*, aber niemand von ihnen kannte Greta Thunberg persönlich. Mir wurde dabei bewusst, dass sie alle nichts über Greta, sondern vielmehr etwas über sich selbst aussagten, etwa in ihren Rechtfertigungen zu ihrem fehlenden Umweltbewusstsein. Jeder kann eine Meinung haben, doch bedeutet es nicht, dass er oder sie auch eine Beziehung dazu hat. Meinungen sind oberflächlich und können sich jederzeit ändern.

Unter einer *Haltung* verstehe ich etwas Beständiges. Haltungen entstehen durch Beziehung mit *etwas* oder *jemandem*. Eine Haltung steht im Zusammenhang mit Prinzipien, und Prinzipien orientieren sich an Tugenden, die einen ethischen Hintergrund haben. Tugend ist heutzutage ein altmodisches Wort, doch bräuchten wir sie ganz dringend. Viele, vor allem jüngere Menschen, verwenden heute Worte eher wie Symbole, mit denen sie nach Belieben umgehen. Das Wort verliert so zunehmend seinen wahren Sinn. So können heute sogar Tugenden, wenn sie zynisch gemeint sind, gerade das Gegenteil bedeuten. Für Menschen, die um Sprache ringen müssen, ist diese Entwicklung verheerend, weil sie sich so nicht mehr orientieren können. Weil ich Worte bewusst lernen musste, habe ich immer nach dem Wortstamm gefragt. Deshalb kann es vorkommen, dass ich als „sprachbegabte Autistin“ wieder sprachlos werde, weil ich die Verwendung eines Wortes in Bereichen, die nicht seinem ursprünglichen Sinn entsprechen, nicht mehr verstehen kann.

Autismus und Altern

Sehr viele Menschen mit Autismus werden mit der Zeit ruhiger und sind dann weniger getrieben. Sie haben ihren Ort in der Welt und der Gemeinschaft mehr oder weniger gefunden und werden dadurch etwas entspannter. Dazu kommt auch eine Art von Gewöhnung an diesen Zustand des fragilen Gleichgewichts zwischen Sein und Nichtsein. Bei mir kam dies so um die Vierzig herum zustande. Allerdings wurde ich noch einmal zutiefst erschüttert, denn genau in dieser Zeit starb meine wichtigste Bezugsperson, mein Lebensgefährte. Bis ich mich wieder einigermaßen stabilisiert hatte, vergingen etwa weitere drei Jahre.

Hat das Umfeld mit meinem Älterwerden Schritt gehalten, dann sollte in dieser Zeit auch von dieser Seite eine Entspannung kommen. Wer jetzt noch glaubt, er oder sie müsse diesem Menschen die Welt erklären oder ihn vor der Welt beschützen, sollte sich lieber den Autismus erklären lassen. Denn bis hierher hat dieser Mensch einen sehr viel intensiveren Lebensweg hinter sich gebracht als vermutlich jede Begleitperson. Ein solches Leben zehrt an den Kräften und beim Älterwerden werde ich irgendwie müde, nicht lebensmüde, aber überlebensmüde. Ich mag nicht mehr korrigiert werden und will mich auch nicht mehr verbiegen und endlos assimilieren müssen. Ich möchte einfach nur in Ruhe gelassen werden. Dies bedeutet nicht, dass ich jetzt alt und zu nichts mehr zu gebrauchen bin. Aber jetzt ist es Zeit, das Leben zu genießen und man darf mich durchaus auch ein bisschen verwöhnen. Mein ganzes bisheriges Leben musste ich darum kämpfen, auch nur ein wenig Entspannung, innere Ruhe, Geborgenheit und Verständnis zu erfahren. Jetzt, wo diese Dinge da und dort etwas leichter geworden sind, sollten sie auch von der Umgebung honoriert werden. Damit meine ich nicht, dass jetzt alles Erdenkliche organisiert wird und ich meine Freizeit, meinen Kinobesuch, meine Shopping-(Tor-)t(o)ur und meine garantierten Streicheleinheiten bekomme. Nein, es geht mir einfach darum, so sein zu dürfen, wie ich bin und nicht mehr den Vorstellungen von Menschen mit Ich-Zentrum entsprechen zu müssen.

Was bedeutet die Begleitung von Menschen mit Autismus?

Die Eindrücke, die ich bei der Hospitation in einer Einrichtung zur Frühförderung für autistische Kinder erlebt habe, waren nicht einfach zu verarbeiten. Die Kinder wurden, es kann nicht anders gesagt werden, tagtäglich zu Dingen gezwungen, gegen die sie sich mit Händen, Füßen und Stimme zur Wehr setzten. Die einzelnen „Situationen" waren kurze Sequenzen, etwa zehn Minuten, in denen sie etwas Bestimmtes üben mussten: Gegenseitigkeit bei Interaktionsspielen oder Arbeiten, bei denen sie alleine beschäftigt waren, zum Beispiel etwas ausschneiden. Dazwischen gab es kurze Pausen, in denen sie tun konnten, was sie wollten. Es hat mich auch sehr befremdet, dass die Kinder irgendwelche Plastikteile sortieren mussten, etwa blaue Teile in einen blauen Behälter legen und rote Teile in den roten Behälter und so weiter. Ich konnte keinen Sinn darin sehen. Warum sollten Kinder, die ohnehin bereits „symptomatisch" Dinge sortieren, beim „therapeutischen Sortieren" etwas lernen können, das sie nicht schon beherrschen? Wäre die kostbare Zeit bei einem Waldspaziergang, beim Spielen im Garten oder einem Besuch auf dem Bauernhof nicht sinnvoller genutzt?

Natürlich muss sich die Begleitung im Laufe des Lebens auch verändern, da sich auch der Mensch mit Autismus weiterentwickelt. In den oben ausgeführten Beschreibungen haben Sie sicher erkannt, dass Bezugspersonen viel stärker auf diese Menschen einwirken, als es oft angenommen wird. Manchmal hat man ja eher das Gefühl, man werde vom betroffenen Menschen gar nicht wahrgenommen. So entstehen sehr viele Missverständnisse und leider auch Fehler und Fehleinschätzungen, wie zum Beispiel das schreckliche Märchen „von den empathielosen Autist*innen". Der Mensch mit Autismus ist vielmehr gewissermaßen wie ein unglaublich feines Instrument, das bei der leisesten Berührung – sei es ein Gedanke, eine Stimmung oder sonst etwas – zu schwingen beginnt. Dabei spielt es keine Rolle, woher diese Impulse kommen. Menschen mit Autismus sind wie *Resonanzkörper.*

Da Menschen mit Autismus so leicht aus dem Gleichgewicht zu bringen sind, ist es verständlich, dass Eltern und Begleitpersonen oft das Gefühl haben, sie müssten ihre „Schützlinge" vor neuen Erfahrungen bewahren. Das ist verständlich, aber nicht unbedingt sinnvoll. Aus meiner eigenen Erfahrung weiß ich, dass es umso schwieriger wurde, mich mit *der Welt da draußen* zu konfrontieren, je mehr auf mich Rücksicht genommen wurde. Es braucht ein gutes Gespür, ein angemessenes Gleichgewicht zwischen Anforderung und Schonung zu finden. In Zeiten, in denen niemand etwas von mir gefordert hat, wurde mein Lebensradius enger und enger, bis ich beinahe vollkommen erstarrte. Wenn wir selbst und andere uns nichts mehr zumuten, verlieren wir den Lebensmut. Auch wenn es schwierig ist, wenn Angst aufkommt und ich die Flucht ergreifen will, muss ich doch weiter. Wenn ich nicht so sehr, oft auch brutal in die Welt hinaus gestoßen worden wäre, dann würde ich wohl immer noch schaukelnd in meinem Zimmer auf dem Boden sitzen und Farben sortieren. Den inneren Widerstand immer wieder zu überwinden ist nicht einfach. Aber je öfter ich die Gelegenheit habe herauszufinden, dass die Welt hinter meinem vermeintlichen Horizont nicht endet, umso mehr lerne ich die Kraft des Vertrauens in mir kennen.

Das fragile Gleichgewicht zwischen Sein und Nichtsein liegt aber vor allem im Zusammensein mit Menschen. Denn einerseits helfen mir andere Menschen, mich selbst wahrzunehmen, andererseits kann es aber auch geschehen, dass ich mich in ihrer Gegenwart vollkommen verliere. Menschen, die in sich selbst ruhen, geben auch mir Ruhe und Halt. Ich bin mir bewusst, dass dies eine große Anforderung an meine Mitmenschen ist.

Hat Autismus eine Bestimmung?

Hat Autismus vielleicht auch einen tieferen Sinn? Haben Menschen mit Autismus vielleicht eine Botschaft für unsere Zeit, ja eine Bestimmung? Der autistische Jugendliche und Autor Naoki Higashida sagt dazu:

> „Ich glaube, dass autistische Menschen außerhalb der herrschenden Zivilisation geboren wurden. Das ist natürlich nur meine selbstfabrizierte Theorie, aber ich glaube, dass es, nach all dem Töten in der Welt und der egoistischen Zerstörung des Planeten durch die Menschheit, ein tiefes Krisenbewusstsein gibt. Und irgendwie ist der Autismus daraus entstanden. Obwohl wir autistischen Menschen genauso aussehen wie alle anderen, unterscheiden wir uns in Wirklichkeit in vielerlei Hinsicht. Wir sind so eine Art Reisende aus einer fernen, fernen Vergangenheit. Und wenn wir durch unser Dasein dazu beitragen können, dass die Menschheit sich daran erinnert, was wirklich wichtig ist für unsere Erde, dann würde uns das eine stille Freude schenken."
>
> (*Warum ich euch nicht in die Augen schauen kann*, Hamburg, Mai 2014)

Bereits in der Vorschule „sprach" ich eine ganz andere „Sprache" als andere Kinder. Zum Beispiel brachte ich sie mit meiner Behauptung, es gebe keinen Besitz, in Rage. Mein Gedanke dahinter war ganz einfach: Wir werden alle sterben und nichts von dem, was wir glauben zu besitzen, werden wir mitnehmen können. Meine eigene Welt war ein einziger Bedeutungsraum, wo es keine Zufälle gab. Alles folgte einem inneren, vorgegebenen Plan und diesem Plan folgten auch die Tiere und Menschen. Was mich sehr beunruhigte war, dass andere Kinder von diesem Plan offenbar nichts wussten, also vollkommen „ungebildet“ waren.

Als ich ein kleines Kind war, hatte für mich die Haltung meiner Hände eine Bedeutung: Geschlossene Hände waren das Kind, halb geöffnete waren die Mutter und offene Hände der Vater. So habe ich diese Worte nie gesprochen, da ich Menschen kaum direkt ansprechen konnte. Allerdings habe ich auch niemandem die Symbolik meiner Hände erklärt. Für mich waren Erklärungen nie notwendig, da ich dachte, alle Menschen leben im selben Bedeutungsraum mit denselben natürlichen Gesetzmäßigkeiten. Ich wusste nicht, dass auch erwachsene Menschen nicht in meinem Bedeutungsraum leben.

Als wir dann in der Schule über die alten Ägypter unterrichtet wurden, fühlte ich mich den damaligen Menschen sehr verbunden. Ich zeichnete die Skulpturen nach strengen Regeln. Tutanchamun und Nofretete waren damals meine meist gezeichneten Figuren, die ich mit goldverzierten Kopfbedeckungen in tagelanger Arbeit ausführte. Die Handstellung der Ägypter hatte auch diese Symbolik, da war die offene Hand allerdings die Frau und die zur Faust geballte Hand der Mann.

Für mich als Kind war es selbstverständlich, dass ich mich mit Tieren verbinden konnte, indem ich ihre Kräfte in mich aufnahm. Auf diese Weise konnte ich kämpfen wie ein Löwe, laufen wie ein Pferd, schleichen wie eine Katze und klettern wie ein Affe. Auch die Ägypter hatten ein enges Verhältnis zu Tieren, sie verehrten sie als Götter und die Gottheiten selbst waren oft Mischwesen wie zum Beispiel die Sphinx. Auch andere Götter waren Doppelwesen: Horus hatte den Kopf eines Falken, Amun den eines Widders und Anubis den Kopf eines Schakals.

Die Darstellungen der alten ägyptischen Figuren stehen in der Regel vor einer leeren Fläche. Der Kopf ist stets von der Seite, im Profil, gesehen, so wie der Blick von autistischen Menschen meist auch von der Seite kommt. Ein Auge, Schultern und Brust sind von vorn dargestellt, Hüfte und Beine wieder von der Seite. Diese Art der Darstellung, *Aspektive* genannt, erinnert an die Wahrnehmung von Menschen mit Autismus. Der Raum wird nicht in der Tiefe dargestellt, aber geometrisch präzise abgebildet. Die Darstellung von Menschen, die nicht bei praktischen Tätigkeiten abgebildet sind, unterliegt einem strengen Formalismus. Die Körperhaltung ist bei sitzenden wie auch bei stehenden Figuren sehr steif und gerade. Bei Statuen fällt der periphere, in die Ferne gerichtete, durchdringende Blick auf, der wie durch einen hindurch geht. So wie auch oft der Blick von Menschen mit Autismus wahrgenommen wird. Die Darstellungen weisen eine strenge Formalisierung auf, aber zugleich ein hohes Maß an Detailtreue und Naturalismus. Im Vordergrund der Darstellung stand nicht das reale Aussehen der Person, sondern die soziale, politische und religiöse Stellung. Dadurch ähneln sich sehr viele Skulpturen und wirken oftmals monoton und steif.

Die Kunst ist immer ein Spiegel der Kultur von Menschen aus einer bestimmten Zeitepoche. Die Zeit der alten Ägypter erinnert mich in der künstlerischen Darstellung an eine ganz andere Selbst- und Weltwahrnehmung als die der heutigen

Zeit. Vermutlich lebten die damaligen Menschen nicht in dieser Art von Ich-Wahrnehmung wie der heutige Mensch. In den unterschiedlichen Epochen der menschlichen Kulturen ist die Entwicklung des individuellen Menschen über die Jahrtausende bis in die heutige Zeit nachvollziehbar.

Zur Zeit der alten Ägypter lebte der Mensch noch in einem natürlichen Bedeutungsraum und die Götter wohnten noch unter den Menschen. Gott und Natur waren untrennbar miteinander verbunden. Kein Mensch lebte ein selbstbestimmtes, individuelles Leben, sondern jeder hatte eine Rolle als Herrscher, Oberhaupt, Diener, Gelehrter, Handwerker, Händler oder Sklave. Das Einzelleben zählte nur so viel, wie es für die Gemeinschaft eine Bedeutung hatte.

Man könnte sagen, diese Menschen lebten gänzlich ohne kognitive Empathie. Und man kann sich fragen, ob es diese Art von Empathie braucht, wenn alles geregelt ist und jeder Mensch seine Aufgabe und den klar umrissenen und begrenzten Ort seines Wirkens kennt.

Wir haben heute die Chance, in tiefer Verbundenheit mit der Natur und den Wesen zu leben. Aber die unendliche Gier zeigt, dass sich der Mensch so sehr von der Natur entfremdet hat, dass der Umgang der alten Ägypter mit den Menschen beinahe wieder human erscheint. Sklaven wurden zwar nicht selten zu Tode geschunden, doch errichteten sie dabei Bauwerke, die bis in unsere Zeit eine Bedeutung haben. Dagegen werden heute sehr viele Menschen schamlos ausgenutzt, damit Einzelne zu unendlichem Reichtum und Macht gelangen. Von ihren Imperien wird jedoch in 7000 Jahren nichts mehr übrig sein!

Wenn man sieht, wie der moderne Mensch die Schöpfung bekämpft und zerstört, muss man sich schon fragen, ob der

Mensch unfähig geworden ist, seinen Platz in der Schöpfung zu finden und Teil dieser wunderbaren Schöpfung zu sein.

Die Frage nach der Ursache von Autismus beschäftigt die Forschung seit der Entdeckung von Autismus in den 40er Jahren des letzten Jahrhunderts. Lange Zeit wurde angenommen, es sei eine Folge unserer modernen Zeit die von toxischen Substanzen, Impfungen und veränderten Lebensmitteln gekennzeichnet ist: „Autismus ist jedoch nicht ein Produkt dieser Modernisierung. Forscher meinen heute, dass die Breite des Spektrums von Autismus nicht auf das Erbe von genetischen Veränderungen der Familienmitglieder zurückzuführen ist, sondern dass es ein Erbe uralter Gene ist, das während der Evolution weitergegeben worden ist. Diese uralten Gene sind in der menschlichen Population verbreitet, und konzentrieren sich in manchen Familien." (Silbermann 2016, S. 473 und 500). „Autismus ist als Wirkung eines urtümlichen genetischen Erbes zu verstehen." (*Der einfallsreiche Golem*, Universität Basel HS16, D. Graglia).

Der Baum fällt lautlos

Eine typische Frage, die im Zen Buddhismus vom Meister an seinen Schüler gestellt wird, lautet: *Erzeugt der fallende Baum ein Geräusch, wenn niemand da ist, der dieses Geräusch wahrnimmt?*

Was hat das mit Autismus zu tun? Menschen, die sich mit ihrer persönlichen Seinskontinuität, ihrem Ich oder Selbst identifizieren, haben große Mühe, eine solche Frage zu verstehen und zu beantworten. Denn die Frage zielt darauf ab, das Ego zu überwinden und die Fähigkeit zu entwickeln, die Dinge in ihrem „So-Sein" zu betrachten, also nicht von der Selbstwahrnehmung, dem Ego auszugehen. Menschen mit Autismus steht beim Beantworten dieser Fragen kein *Ich beziehungsweise Ego* im Weg, da sie keines entwickelt haben. Wer über keine Seinskontinuität verfügt, für den ist die Welt nur in der Betrachtung der Erscheinungen vorhanden. Was er mit seinen Sinnen nicht unmittelbar wahrnimmt, existiert für ihn nicht: *Hinter einer verschlossenen Türe befindet sich nichts.* Die Welt der Erscheinungen und die Bedeutung, die wir ihr zumessen, besteht nur in unserem menschlichen Verständnis. Der Stuhl existiert zwar als *Erscheinung* auch dann, wenn wir ihn nicht sehen, doch ohne die Beziehung, die wir zum Stuhl haben, beziehungsweise ohne die *Kenntnis*, die wir von ihm haben, gibt es „den Stuhl" nicht. Sein Bestehen hat folglich mit unserer Wahrnehmung zu tun und unsere Wahrnehmung hat immer etwas mit der Selbstwahrnehmung zu tun.

Der Taoismus ebenso wie der Zen Buddhismus gehen davon aus, dass die Wirklichkeit das ist, was *jenseits* unserer Selbstwahrnehmung, also ohne unser Zutun, Bestand hat. So gesehen betrachten Menschen mit Autismus die Welt aus der Sicht des Tao oder des Zen, denn sie betrachten die Welt in ihren Erscheinungen, so wie sie ist, und ohne sie sich „zu eigen" zu machen. Menschen mit Autismus bleiben bei der reinen Betrachtung, ohne die Wahrnehmungen assoziativ zu „verarbeiten".

Eine Kollegin hat mir neulich die Frage gestellt, warum autistische Menschen zuweilen vollkommen ausrasten, wenn eine Türe geschlossen wird. Diese Frage ist einfach zu beantworten: *Hinter einer verschlossenen Türe befindet sich für sie nichts.* Warum Menschen mit Autismus oft kein „Nein" ertragen, ist eine weitere Frage. Die Antwort lautet: Hinter dem „Nein" hört das Wirken und somit die Wirklichkeit auf. Wer sich von der dinglichen Welt nicht durch ein Ich oder Selbst abgrenzen kann, lebt in Symbiose mit ihr. Die Dinge hören dann auf zu existieren, sobald meine Sinne sie nicht mehr wahrnehmen können. Damit endet aber auch etwas in mir.

Als Kind war es mir unmöglich, aus meinem Zimmer zu gehen, wenn die Türe zu war. In meiner Vorstellung gab es nichts, was hinter dieser Türe hätte sein können. Es war, als ob ich einen Schritt in den leeren Raum machen müsste, als ob nichts unter meinen Füßen wäre. *Hinter verschlossenen Türen befindet sich nichts, und der Baum, der nicht gesehen wird, fällt lautlos.* Das ist das fragile Gleichgewicht zwischen Sein und Nichtsein von Menschen mit Autismus.

Dank

Ein großes Dankeschön möchte ich an Shantam Eduard Fuchs richten. Er ist ein wahrer Freund, ein Freund der Vögel, der Natur und der Menschen, und er hat mit viel Geduld Kommas an den richtigen Stellen platziert und endlos komplizierte Sätze verständlich formuliert.

Ein ganz großer Dank geht an Nelli Riesen, die diesem Büchlein mit ihrem „JA" erst den Sinn eingehaucht hat. Sie war bereit das Manuskript zu lesen und ohne ihr „JA" wäre dieses Büchlein nicht zustande gekommen.

Meinem geliebten Sohn Joël danke ich herzlich für das sehr schöne und passende Umschlagsbild.

Dieter Schulz, der dieses Buch dem Info3 Verlag vorgestellt hat, gebührt ein ganz großes Dankeschön, denn erst durch Ihn ist das Buch nun sehr vielen Menschen zugänglich geworden!

Weiter danke ich den Menschen die das Buch durch ihre finanzielle Unterstützung ermöglicht haben!

Und ganz zum Schluss geht ein großes Dankeschön an den Info3 Verlag, sein Vertrauen und die wundervolle Zusammenarbeit!

Literaturverzeichnis

Buber, Martin: Das Dialogische Prinzip, Verlag Lambert Schneider GmbH, Heidelberg 1979.

Büker, Ursula: Kommunizieren durch Berühren, Verlag Selbstbestimmtes Leben, Düsseldorf 2014.

Daniela Graglia, Der einfallsreiche Gollem, Proseminararbeit 2016.

Geist, Ulrike: Mit einem anderen Blick, Info3 Verlag, Frankfurt 2017.

Grandin, Temple: Ich bin die Anthropologin auf dem Mars, Knaur, München 1995.

Hickok Gregory: Warum wir verstehen was andere fühlen, Hanser, München 2015.

Higashida, Naoki: Warum ich euch nicht in die Augen schauen kann, Rowohlt Verlag, Reinbek bei Hamburg 2014.

Kokemoor, Klaus: Autismus neu verstehen, Verlag Fischer & Gann, Munderfing 2016.

Mall, Winfried: Kommunikation ohne Voraussetzungen, Universitätsverlag Winter, Heidelberg 2008.

Ruhrmann, Ingrid (Hrsg.): Spektrum Autismus, Bernard Lievegoed Institut Hamburg und Medizinische Sektion am Goetheanum, Dornach 2014.

Silbermann Steve: Geniale Störung 2016, Dumont Köln.

Schöffmann, Erika/Schulz, Dieter: Wege zum Anderen, Info3 Verlag, Frankfurt 2015.

Wagner, Lorenz: Der Junge, der zu viel fühlte, Europa Verlag, München 2018.

Ebenfalls aus dem Info3 Verlag:

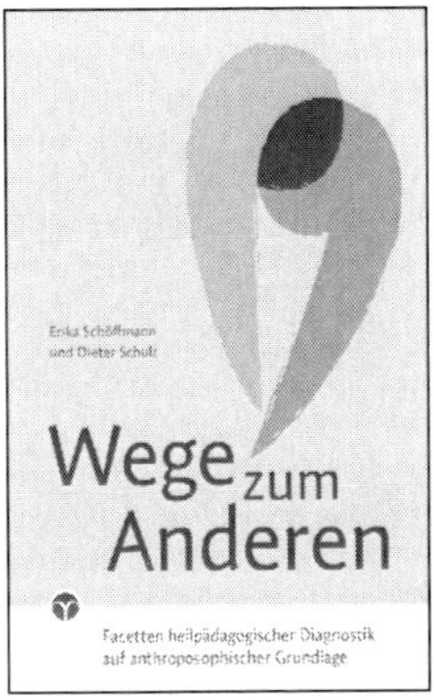

Erika Schöffmann, Dieter Schulz
Wege zum Anderen
Facetten heilpädagogischer Diagnostik auf anthroposophischer Grundlage
160 Seiten, Broschur, € 14,80
ISBN 978-3-95779-031-6

Was ist das Spezifische des anthroposophischen Ansatzes in der Heilpädagogik und Sozialtherapie? Als Antwort auf diese Frage entwickeln die Autoren die Grundelemente der anthroposophischen Menschenkunde mit ihrer charakteristischen Wesensgliederkunde und das Konzept der zwölf Sinne als Hintergrund einer vertieften Diagnostik. Zahlreiche Fallbeispiele veranschaulichen diese Basis und zeigen, wie dadurch gerade der Blick für den individuellen Menschen sensibilisiert werden kann. „Wege zum Anderen" ist ein Werkstattbuch, das ebenso für die Ausbildung wie die heilpädagogisch-sozialtherapeutische Arbeit seine Anwendung finden kann.

Das komplette Verlagsprogramm:
www.info3-verlag.de

INFO3 VERLAG

Info3 Verlag
Kirchgartenstr. 1
60439 Frankfurt
Tel. 069-58 46 47
eMail: vertrieb@info3.de
Webshop: www.info3.de